Fortis, Kriehuber, Kriehuber

Ernährung bei Gallensteinen und nach der Gallenblasenentfernung

Irmgard Fortis
Johanna Kriehuber
Ernst Kriehuber

Ernährung bei Gallensteinen und nach der Gallenblasenentfernung

maudrich

Dr. Irmgard Fortis
Medizinstudium in Wien, Turnus in Vorarlberg, Salzburg, Wien und Niederösterreich. Viele Jahre als praktische Ärztin in Wien mit Interessenschwerpunkt Ernährungsmedizin tätig.

Johanna Kriehuber
Ausbildung zur Diät- und Ernährungsberaterin an der Schule für Diätdienst in Wien. 12-jährige Tätigkeit als Lehrdiätassistentin. Autorin zahlreicher Bücher und Leitfäden für erkrankungsspezifische Ernährung.

Dr. Ernst Kriehuber
Medizinstudium in Wien, tätig in der universitären Lehre und der biomedizinischen Forschung. Mehrjähriger Forschungsaufenthalt an der University of California in San Francisco. Seine wissenschaftlichen Arbeiten wurden mehrfach ausgezeichnet.

Bibliografische Information Der Deutschen Nationalbibliothek
Die Deutsche Nationalbibliothek verzeichnet diese Publikation in der Deutschen Nationalbibliografie; detaillierte bibliografische Daten sind im Internet über http://dnb.d-nb.de abrufbar.

Alle Angaben in diesem Fachbuch erfolgen trotz sorgfältiger Bearbeitung ohne Gewähr, eine Haftung des Autors oder des Verlages ist ausgeschlossen.

Copyright © 2009 Wilhelm Maudrich Verlag, Wien

Alle Rechte, insbesondere das Recht der Vervielfältigung und Verbreitung sowie der Übersetzung in fremde Sprachen, vorbehalten. Kein Teil des Werkes darf in irgendeiner Form (durch Fotokopie, Mikrofilm oder ein anderes Verfahren) ohne schriftliche Genehmigung des Verlages reproduziert oder unter Verwendung elektronischer Systeme verarbeitet, vervielfältigt oder verbreitet werden.
Geschützte Warennamen (Warenzeichen) werden nicht besonders kenntlich gemacht. Aus dem Fehlen eines solchen Hinweises kann somit nicht geschlossen werden, dass es sich um einen freien Warennamen handle.

Filmsatz und Offsetdruck: Ferdinand Berger & Söhne Gesellschaft m. b. H., 3580 Horn, Wiener Straße 80
Lektorat: Sigrid Nindl, Wien
Satz: Norbert Novak, MEDIA-N.at
Umschlagbild: © Nigel Silcock, istockphoto.com
ISBN 978-3-85175-916-7

INHALTSVERZEICHNIS

ALLGEMEINES ZU VERDAUUNG UND GALLE	7
ERNÄHRUNG BEI GALLENBESCHWERDEN	21
ESSEN GEHEN, FERTIGGERICHTE ODER SELBST KOCHEN?	37
REZEPTE	45
REZEPTLISTE	111
REZEPTLISTE TEEPAUSE – AUFBAUKOST – DAUERKOST	114
GLOSSAR	118

ALLGEMEINES ZU VERDAUUNG UND GALLE

Wie funktioniert Verdauung?

Um vom Körper aufgenommen zu werden, müssen die komplexesten Gerichte buchstäblich in einzelne Moleküle und Teile von Molekülen aufgespalten werden. Das ist Aufgabe der Verdauung. Dies bewerkstelligt der Körper durch mechanische Zerkleinerung im Mund und Magen sowie durch „molekulare" Zerkleinerung, vor allem im Magen und in den ersten Darmabschnitten. In diesen ersten Darmabschnitten werden Sekrete von Galle und Bauchspeicheldrüse dem Verdauungsbrei beigemengt. Damit ist die molekulare Zerkleinerung abgeschlossen. Während des weiteren Transports durch den Darm nimmt der Körper die zerkleinerten Nahrungskomponenten auf.

Wo beginnt die Verdauung?

Die Verdauung beginnt mit der mechanischen Zerkleinerung der Mahlzeit im Mund. Zu heiße oder zu kalte Speisen werden auf Körpertemperatur gebracht. Im Speichel enthaltene Stoffe wirken gegen Bakterien und beginnen mit der molekularen Verdauung.

> **TIPP:** Die Arbeit, die nicht durch Kauen verrichtet wird, müssen Magen, Darm und die Verdauungssekrete, unter anderem die der Galle, leisten! Schonen Sie Ihre Verdauung durch gründliches Kauen und nicht zu hastiges Essen! Speisen sollten gründlich gekaut werden, bevor sie geschluckt werden.

Die Aufgaben des Magens

Der Magen schließt die mechanische Zerkleinerung der Speisen ab und beginnt die molekulare Zerlegung. Dazu ist eine Ansäuerung des Speisebreis notwendig. Je nach Zusammensetzung bleibt die Nahrung für 1 bis 12 Stunden im Magen. Danach wird der Speisebrei in den ersten Darmabschnitt weitergeleitet, den Zwölffingerdarm.

Der Zwölffingerdarm: Galle und Bauchspeicheldrüse

Mit dem Eintreten des angesäuerten Speisebreis in den Zwölffingerdarm setzt eine Reihe von Prozessen ein: Zwei verschiedene Sekrete werden dem Speisebrei beigemengt: Sekrete der Bauchspeicheldrüse und Gallenflüssigkeit. Beide Sekrete neutralisieren die Magensäure. Während das Pankreas-Sekret reich an Enzymen ist, die die molekulare Zerkleinerung der Nahrung abschließen, ist die Galle vor allem für die Aufnahme von Fetten wesentlich. Ihre Rolle ist aber keineswegs darauf beschränkt.

Weitere Darmabschnitte

Die im Magen und Zwölffingerdarm aufgeschlossenen Nahrungsbestandteile werden in den folgenden Darmabschnitten über Umwege in die Blutbahn aufgenommen und vom Körper als Energielieferanten oder zum Aufbau eigener Substanz verwendet. Zuletzt wird dem Speisebrei Wasser entzogen. Für all diese Aufnahmetätigkeiten steht dem Darm eine innere Oberfläche von 200 Quadratmetern zur Verfügung. Die Dauer von der Aufnahme von Nahrung bis zur Ausscheidung beträgt in der Regel 1–2 Tage.

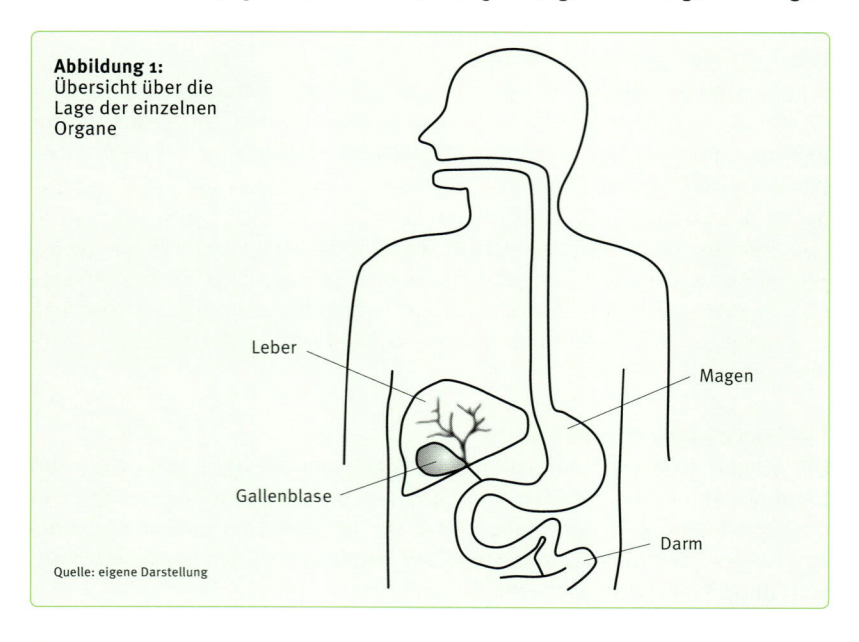

Abbildung 1:
Übersicht über die Lage der einzelnen Organe

Leber
Magen
Gallenblase
Darm

Quelle: eigene Darstellung

Gallensaft und Gallenblase

Aufgaben der Gallenblase
Die Gallenblase dient als Sammelbecken und Vorratsreservoir für die Galle. So können bei Bedarf größere Mengen Gallenflüssigkeit in den Darm abgegeben werden. Die Gallenblase ist ein 6–10 cm langes Hohlorgan und liegt unmittelbar an der Leber an. Die Wand besteht aus Muskelfasern, die es der Gallenblase ermöglichen, sich zusammenzuziehen und ihren Inhalt, die Galle, in den Darm abzugeben.

Woraus besteht die Gallenflüssigkeit?
Galle besteht zu etwa drei Vierteln aus Wasser. Die Gallenflüssigkeit ist leicht basisch und hilft mit, den sauren Magensaft zu neutralisieren. In dieser wässrigen Lösung befinden sich:
- Gallensalze, die für die Fettverdauung unabdingbar sind (ca. 12 %)
- Lecithin und andere Phospholipide (4 %)
- Abbauprodukte des roten Blutfarbstoffes
- Hormone und Stoffe, die der Körper ausscheiden will

Aufgaben der Gallenflüssigkeit

Verdauung von Fetten und deren Aufnahme
Die in der Galle enthaltenen Gallensäuren (Abbauprodukte des Cholesterins) wirken auf Fette wie Spülmittel auf fettiges Geschirr: Wasserunlösliches Fett wird plötzlich aufgelöst und lässt sich durch Wasser transportieren. Dadurch wird es dem Körper erst möglich, Fette aufzunehmen und sie als Brennstoff zu verwerten. Ein weiterer Effekt der Gallensalze besteht darin, die molekulare Zerkleinerung der Fette durch Inhaltsstoffe des Pankreas-Sekrets anzuregen.

Ausscheidung
Der Körper scheidet eine Vielzahl an aufgenommenen Substanzen und körpereigenen Abbauprodukten über die Galle aus. Dazu gehören verschiedene Medikamente, Schwermetalle und Abbauprodukte der roten Blutkörperchen, um nur einige zu nennen. Auch schädliches Cholesterin wird über die Galle eliminiert.

Neutralisierung
Zusammen mit dem Sekret der Bauchspeicheldrüse wird der saure Magensaft neutralisiert und damit unschädlich für die Darmwand gemacht. Weiters ist die Neutralisierung eine Voraussetzung für die Arbeit der Enzyme der Bauchspeicheldrüse.

Galle wirkt auch gegen Bakterien
Versuche haben gezeigt, dass Stoffe in der Galle Bakterien im Wachstum hemmen und sogar abtöten können.

Produktion der Galle
Die Gallenflüssigkeit wird in der Leber produziert. Die Leber ist das zentrale Stoffwechselorgan des Körpers. In ihr werden Stoffe des menschlichen Körpers aus aufgenommenen Nahrungsbestandteilen gebildet. Weiters werden überflüssige oder fremde Stoffe aufgenommen und abgebaut. Die Ausscheidung dieser Stoffe erfolgt oft über die Gallenflüssigkeit. Zu diesem Zweck befinden sich mikroskopisch kleine Gallenkanäle zwischen den Leberzellen. Diese Kanälchen nehmen die von den Leberzellen abgegebenen Stoffe auf, vereinigen sich zu einem etwa bleistiftstarken Gefäß. Dieses transportiert die Galle entweder in die Gallenblase oder direkt in den Darm.

Die Gallenflüssigkeit wird in der Gallenblase eingedickt
Die Gallenblase fasst bis zu 100 ml (etwa $\frac{1}{8}$ l) Galle. Von der Leber wird pro Tag bis zu ein halber Liter Galle produziert. In der Gallenblase wird die Lebergalle konzentriert. Das heißt, ihr wird Wasser entzogen, bis sie nur mehr ein Zehntel ihres ursprünglichen Volumens hat. Dafür liegen die verdauungsfördernden Stoffe aber in 10fach erhöhter Konzentration und damit gesteigerter Wirksamkeit vor.

► **WISSEN:** Wie erhält die Gallenflüssigkeit ihre Farbe? Die grünliche Farbe der Galle stammt vom Abbauprodukt des Farbstoffes der roten Blutkörperchen.

Gallensalze sind kostbar!
Gallensalze werden vom Körper aus wertvollen Ausgangsstoffen unter großem Aufwand hergestellt. Damit Gallensalze nicht durch Ausschei-

dung mit dem Stuhl verloren gehen, werden sie, ähnlich wie Nährstoffe, im Darm wieder aufgenommen. Nach der Aufnahme ins Blut werden Gallensalze recycelt und landen wieder im Gallensaft. So gehen nur etwa 10 % der Gallensalze verloren.

► *WISSEN: Gallensalze werden vom Körper 5- bis 10-mal wiederverwendet.*

Unsere Nahrung bestimmt die Verdauung

Unsere Verdauung funktioniert nicht starr, sondern ist äußerst anpassungsfähig! Unterschiedliche Nahrung wird auf sehr individuelle Art verdaut.

Jeder kennt an sich das Phänomen, dass einem beim Anblick von leckeren Speisen „das Wasser im Mund zusammenläuft". Mit anderen Worten: Bereits Augen und Nase bereiten den Verdauungsapparat auf kommende Ereignisse vor. Darüber hinaus erkennt der Körper die Zusammensetzung der Speisen und stimmt Menge und Art der Verdauungssäfte sowie die Verweildauer in den jeweiligen Abschnitten des Verdauungstraktes darauf ab.

► *WISSEN: Die Art und Zusammensetzung der Speisen bestimmt die Ausschüttung der Gallenflüssigkeit.*

Gallenflüssigkeit – Freund oder Feind?

Gallenflüssigkeit bietet Schutz vor Infektionen und ist für die Verdauung unabdingbar.

Gallensteine

Die Größe von Gallensteinen variiert von wenigen Millimetern bis hin zu einigen Zentimetern. Sie entstehen meistens in der Gallenblase. Solange ein Gallenstein in der Gallenblase liegt, ohne die Gallenwege zu verlegen, verursacht er keine Beschwerden. Gelangt er aber in den Ausführungsgang der Gallenblase, kommt es zu starken, krampfartigen Oberbauchschmerzen. Diese Schmerzen werden als „Gallenkolik" bezeichnet.

► *WISSEN: Nur ca. 25 % der Gallensteine verursachen Beschwerden.*

Woraus bestehen Gallensteine?
Gallensteine bestehen fast immer aus einer Kombination von Cholesterin und Gallensäuren. Man bezeichnet solche Steine auch als gemischte Steine. Diese Substanzen bilden Kristalle, die von uns als Steine wahrgenommen werden.

Wie entstehen Gallensteine?
Viele Stoffe lösen sich gut in Wasser. Allerdings ist die Menge der jeweiligen Substanz, die sich z. B. in einem Liter Wasser lösen kann, begrenzt. Beispielsweise wird es niemandem gelingen, zwei Kilogramm Zucker in einem Liter Wasser aufzulösen. Wenn sich nun ein Stoff in Wasser gelöst hat und die Menge des Wassers reduziert wird, z. B. durch Verdunstung oder Eindickung der Galle in der Gallenblase, so werden Teile der gelösten Substanz wieder fest: Sie (können) kristallisieren! Dieser Vorgang wird beispielsweise bei der Herstellung von Kandiszuckerkristallen oder Speisesalz angewendet.
In der Galle existiert eine feine Balance zwischen gelöstem Cholesterin und Gallensäuren. Wird dieses Gleichgewicht gestört, indem z. B. der Cholesterinanteil steigt oder der Gallensäure-Anteil abnimmt, und wird zusätzlich die Lösung eingedickt, so lagern sich Cholesterin-Kristalle ab. Mit der Zeit entstehen daraus Steine.

Bei wem entstehen Gallensteine?
Bei jedem können Gallensteine entstehen. Sie treten sehr selten bei Kindern und Jugendlichen auf. Die Häufigkeit steigt mit dem Alter an.

Folgende Gruppen haben ein erhöhtes Risiko:
- Übergewichtige
- Menschen, die in kurzer Zeit sehr viel abgenommen haben
- Personen, bei deren Verwandten bereits Gallensteine vorgekommen sind
- Menschen mit zu hohem Cholesterinspiegel
- Frauen, die Östrogenpräparate oder die Antibabypille einnehmen

Die Gallenkolik
Rund 75 % der Personen mit Gallensteinen sind beschwerdefrei. Bei zirka einem Viertel der Betroffenen treten mit der Zeit Symptome in Form an-

fallsartiger Schmerzen auf, die im Oberbauch bzw. rechts unterhalb vom Rippenbogen zu spüren sind: die Gallenkolik.
- Bei einer Kolik können die Schmerzen bis hin zur rechten Schulter oder ins Schulterblatt reichen. Es kann zu Schweißausbrüchen, Übelkeit oder Erbrechen kommen. Eine Gallenkolik kann zwischen wenigen Minuten und zwei bis drei Stunden dauern. Die Häufigkeit der Koliken ist individuell verschieden. Sie können durch das Einnehmen von Mahlzeiten hervorgerufen werden.
- Gallenkoliken lassen sich in manchen Fällen nur schwer von anderen Schmerzen unterscheiden (z. B. Nierensteine, Speiseröhrenentzündung, saures Aufstoßen, Magengeschwür, Rückenbeschwerden, nervöser Darm oder Lungenentzündung).

Komplikationen durch Gallensteine
- Gallenblasenentzündung (seltenes, aber ernstes Symptom):
Eine Gallenblasenentzündung ähnelt in den Symptomen einer Gallenkolik, wird aber zumeist von hohem Fieber begleitet. Die Ursache hierfür ist eine Entzündung, die durch Bakterien hervorgerufen wird. Wenn der Gallenabfluss durch Steine blockiert ist, werden eventuell vorhandene Bakterien nicht mit der Galle weggespült, sondern können sich vermehren und eine Entzündung hervorrufen.
- Gelbsucht durch Entzündung der Gallengänge (seltenes, aber ernstes Symptom):
Liegt Gelbsucht vor, lässt sich das wie folgt erkennen: Das „Weiße in den Augen" (die Skleren) und die Haut sind gelblich verfärbt. Der Stuhl wird hell und der Urin dunkel. Oft liegen ähnliche Symptome wie bei der Gallenkolik vor. Fieber und Schüttelfrost sind zusätzliche Anzeichen einer Entzündung der Gallengänge.
- Steindurchbruch durch die Wand der Gallenblase (Lebensgefahr):
Aufgrund dauernder Reizung der Gallenblasenwand und chronischer Entzündung kann ein Gallenstein in die Bauchhöhle durchbrechen. Symptome sind starke Schmerzen, Fieber und eine steinhart gespannte Bauchdecke. Es besteht Lebensgefahr!
- Entzündung der Bauchspeicheldrüse (Lebensgefahr):
Die Kanäle, über die die Galle und das Sekret der Bauchspeicheldrüse in den Darm abgegeben werden, liegen eng nebeneinander bzw. mün-

den meist an derselben Stelle in den Darm. Wandert ein Stein in den Gallengang, so kann nicht nur der Gallengang verschlossen werden, sondern es kann auch die Abgabe von Bauchspeicheldrüsensekret verhindert werden. Die Folge ist, dass die Bauchspeicheldrüse beginnt, sich selbst zu verdauen.

► *WISSEN: Suchen Sie im Falle einer Komplikation unverzüglich Ihren Arzt auf!*

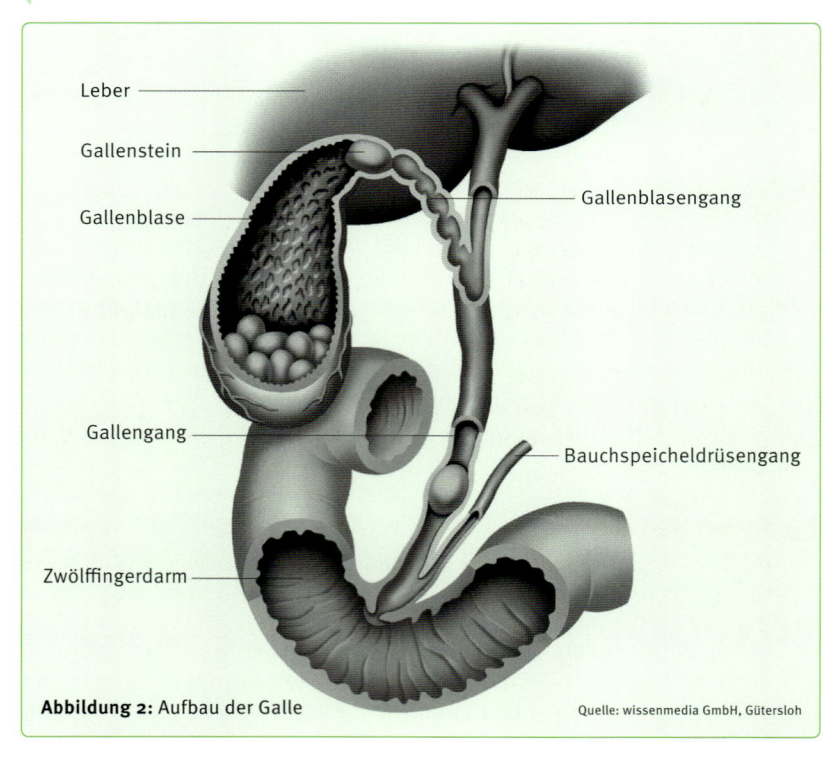

Abbildung 2: Aufbau der Galle
Quelle: wissenmedia GmbH, Gütersloh

Gallengang und Ausführungsgang der Bauchspeicheldrüse liegen eng nebeneinander. Gallensteine können den Gallengang und den Gang der Bauchspeicheldrüse blockieren.

Was ist eine Entzündung?

Eine Entzündung ist eine Abwehrreaktion des Körpers gegen unerwünschte Bakterien, Viren oder andere schädigende Einflüsse. Ein Beispiel für eine Entzündung ist die schmerzhafte, gerötete und geschwollene Schleimhaut im Hals bei einer Verkühlung. Ähnlich kann man sich die Veränderungen an der Schleimhaut im Rahmen einer Gallenblasenentzündung vorstellen.

▶ *WISSEN: Die Entzündung eines Organs wird meist mit einer Kombination des lateinischen Namens des betroffenen Organs mit der griechischen Endung „itis" gekennzeichnet. So wird z. B. eine Entzündung der Speiseröhre (lat. „Ösophagus") als „Ösophagitis" bezeichnet.*

Welche Warnsignale einer Komplikation gibt es?

- plötzlich stark auftretende Bauchschmerzen, die „noch nie da waren"
- eine Gallenkolik, die länger als drei Stunden andauert
- eine Gallenkolik, bei der Schüttelfrost und Fieber hinzukommen
- Gelbsucht sowie gelber/weißer Stuhl mit dunkel gefärbtem Urin

Welche Selbsthilfen bieten sich an?

Bei einer wiederholten Gallenkolik bieten sich schmerzstillende Mittel an, die rezeptfrei in der Apotheke erhältlich sind. Wärme kann zu einer gewissen Linderung beitragen.

Vorbeugende Maßnahmen

Wenn Sie keine Gallensteine haben, aber z. B. mehrere Verwandte daran erkrankt sind, so können Sie vorbeugen, indem Sie

- Übergewicht vermeiden und
- sich fettarm ernähren.

Wie stellt der Arzt die Diagnose?

Gallenkolik

Falls Anzeichen einer Gallenkolik vorliegen, wird eine Ultraschalluntersuchung des Oberbauchs vorgenommen. Mithilfe dieser Untersuchung können Gallensteine nachgewiesen werden. Diese Untersuchung kann ambulant durchgeführt werden.

Übrige Gallensteinerkrankungen
Bei anderen Erkrankungen kommt es zu einem Krankenhausaufenthalt, bei dem in der Regel folgende Untersuchungen vorgenommen werden:
- Ultraschall oder Computertomografie der Bauchgegend
- ERCP: Bei Verdacht auf Gallensteine werden die Gallengänge mit einem Endoskop (das über den Mund in die Speiseröhre, durch den Magen und dann bis zum Zwölffingerdarm vorgeschoben wird) mithilfe eines Kontrastmittels röntgenologisch untersucht. Auf diesem Weg können Gallensteine nachgewiesen werden.
- Häufig werden Blutproben entnommen und die Leberwerte analysiert.

Wann werden Gallensteine behandelt?

Zufälliger Fund von Gallensteinen
Ein zufälliger Fund von Gallensteinen, ohne vorangegangene Gallenkolik, muss nicht behandelt werden.

Gallenkolik
Bei einer Gallenkolik werden vom Arzt zunächst schmerzstillende und krampflösende Medikamente verschrieben.

Gallenblasenentzündung
Bei einer Gallenblasenentzündung erfolgt meist sofort die Einweisung in ein Krankenhaus. Die Behandlung erfolgt durch Medikamente (z. B. Antibiotika) – mit dem Ziel, die Entzündung abklingen zu lassen. Im Anschluss wird die Gallenblase operativ entfernt.

Gelbsucht, die durch Gallensteine verursacht worden ist
Auch im Fall einer durch Gallensteine verursachten Gelbsucht ist ein sofortiger Krankenhausaufenthalt notwendig. Falls eine Infektion vorliegt, wird meist mit Antibiotika behandelt. Durch ein Endoskop (ERCP) können die Gallengänge untersucht werden. Gleichzeitig können die Gallensteine, die die Gallengänge blockieren, entfernt werden.

Welche Behandlungsmöglichkeiten gibt es?

Auflösung der Gallensteine (Lysetherapie)
Eine Auflösung der Gallensteine (Lysetherapie) ist nur in seltenen Fällen geeignet und nur bei Cholesterinsteinen Erfolg versprechend. Die Steine sollten nicht größer als einen Zentimeter sein. Die Behandlung muss nach heutigem Kenntnisstand lebenslang durchgeführt werden. Wird die Medikamenteneinnahme unterbrochen, treten in rund 75 % der Fälle die Steine erneut auf.

Zertrümmerung der Gallensteine (Stoßwellenlitrotypsie)
Auch für die Zertrümmerung der Gallensteine sollten diese nicht größer als einen Zentimeter sein. Die Zertrümmerung führt in etwa zwei Drittel der Fälle zum Erfolg. Es besteht allerdings die Gefahr, dass Steinfragmente beim Abgang über die Gallenwege zum Verschluss des Gallengangs und des Gangs der Bauchspeicheldrüse führen. In etwa 70 % der Fälle treten die Steine erneut auf.

Gallenblasenentfernung
Durch das Entfernen der Gallenblase werden weitere Koliken oder andere ernste Komplikationen verhindert. Für die Operation ist zumeist kein großer Schnitt nötig, der eine unansehnliche Narbe zurücklassen würde. Vielmehr genügen wenige, ca. 1 cm lange Schnitte, durch die die Operationsinstrumente eingeführt werden und die entnommene Gallenblase entfernt werden kann. Für über 90 % der betroffenen Patienten stellt diese laparoskopische operative Entfernung der Gallenblase die Methode der Wahl dar. In 10 % der Fälle ist dieses Verfahren aufgrund vorangegangener Operationen, einer schweren Entzündung oder anatomischer Variationen nicht durchführbar.

Wann sollte die Operation erfolgen?
Wird die Operation ohne akuten Anlass angeordnet, so kann der Zeitpunkt dafür frei bestimmt werden. Liegen bereits Komplikationen wie Gelbsucht oder eine Gallenblasenentzündung vor, so muss der Eingriff unverzüglich vorgenommen werden.

Welche Komplikationen können auftreten?
Die Gallenwege werden bei der laparoskopischen Technik in 0,5 %, bei der offenen Operationstechnik in zirka 0,3 % der Fälle verletzt. Wundheilungsstörungen treten bei bis zu 5 % der Patienten auf; die Häufigkeit einer Nachblutung liegt bei unter 1 %.
Körperliche Schonung nach der Operation ist bei laparoskopischen Eingriffen für rund zwei Wochen empfehlenswert. Bei der konventionellen Operation sollten drei Monate ohne größere Belastungen eingehalten werden, um einem Narbenbruch vorzubeugen.

Häufig verschriebene Medikamente
Nachfolgend findet sich eine kurze Aufstellung der Wirkmechanismen häufiger Medikamente. Eine Therapie darf keinesfalls auf eigene Faust begonnen werden, sondern muss vom behandelnden Arzt angeordnet werden.

Choleretika
Choleretika erhöhen die Gallenproduktion in der Leber bzw. die Ausschüttung der Galle aus der Gallenblase. Gelegentlich werden diese Medikamente bei winzigen Gallensteinen, dem „Grieß", eingesetzt. Auf diese Weise kann der Abfluss des Grießes aus der Gallenblase begünstigt werden. Wirkstoffe sind z. B. Azintamid, Febuprol und Fenipentol.

Cholekinetika
Die zweite Medikamentengruppe sind die sogenannten Cholekinetika. Diese werden vor allem zur Behandlung eines gestörten Gallenabflusses eingesetzt. Die notwendigen Muskeln des Gallenkanals werden angeregt, sich zusammenzuziehen und damit einen Abfluss der Gallenflüssigkeit zu bewirken.

Pflanzliche Produkte
Auch Inhaltsstoffe verschiedenster Pflanzen regen die Entleerung der Gallenblase an. Verwendet werden beispielsweise Pfefferminz, Anis, Fenchel und Kümmel.

Welche Untersuchungen werden häufig angewendet?

Ultraschalluntersuchung
Mit dieser Untersuchung können Steine direkt sichtbar gemacht und ihre Position bestimmt werden.

ERCP („Endoskopisch Retrograde Cholangio-Pancreaticografie")
Bei Verdacht auf Steine im Gallengang wird wie bei einer Magenspiegelung ein dünner Schlauch durch den Mund eingeführt. Im Zwölffingerdarm wird die Einmündungsstelle des Gallengangs sichtbar gemacht. In weiterer Folge wird etwas Flüssigkeit in den Gallengang eingespritzt. Erreicht diese Flüssigkeit ohne Hindernisse die Gallenblase, so sind die Gallengänge frei und die Untersuchung ist beendet. Befinden sich Steine im Gallengang, so können diese im Rahmen der Untersuchung mechanisch entfernt werden.

Magenspiegelung
Da die Schmerzsymptomatik von Gallensteinen der eines Magengeschwürs sehr ähnlich ist, wird gelegentlich eine Magenspiegelung zum Ausschluss eines Magengeschwürs durchgeführt.

Wozu wird eine Blutabnahme durchgeführt?
Eine Blutuntersuchung kann Hinweise darauf liefern, ob die Gallensteine eine Entzündung hervorrufen, der Gallenabfluss aus der Leber behindert ist und ob die Bauchspeicheldrüse in Mitleidenschaft gezogen ist.

ERNÄHRUNG BEI GALLENBESCHWERDEN

Wie können Sie Ihre Verdauung durch Ihre Ernährung schonen?

Dieser Abschnitt gibt Informationen zu folgenden Punkten:
- Wie isst man richtig?
- Wie bereitet man Speisen verdauungsschonend zu?
- Wie sollte eine ausgewogene, verdauungsschonende Ernährung aufgebaut sein?

Gleich, ob Sie Probleme mit Gallensteinen haben oder nach einer Gallenoperation eine Grundlage für eine schonende Ernährung suchen – mit den folgenden Ratschlägen liegen Sie richtig!

Allgemeine Bemerkungen

- Eine ausgewogene, fettarme Ernährung kann einen wesentlichen Beitrag dazu leisten, Ihre Galle zu entlasten und Ihre Beschwerden zur Ausheilung zu bringen.
- Ihr Körper wird ganz nebenbei von den Vorteilen der Ernährungsumstellung profitieren.
- Individuelle Unterschiede der Betroffenen in Bezug auf Verträglichkeit und Akzeptanz von Lebensmitteln machen das Aufstellen von genau definierten Ernährungsplänen nicht sinnvoll. Wir präsentieren Ihnen daher einige allgemeine Regeln und Ernährungsvorschläge. Probieren Sie selbst aus, welche Speisen oder Zubereitungsmethoden Ihnen persönlich am besten zusagen. Alles, was vertragen wird, ist erlaubt.

Tabelle 1: Nahrungsmittel, die häufig Verdauungsprobleme verursachen

Speise/Getränk	Eigenschaft/en
frittierte Speisen (z. B. Pommes frites, gebackener Fisch) fettes Fleisch und Wurstwaren fette Backwaren (z. B. Cremetorten) Mayonnaise, diverse Saucen Eiscreme, Butter	sehr fettreich langsame Verdauung viel Galle wird benötigt
Hülsenfrüchte Kohl, rohe Paprika, Wirsing, Zwiebel harte Eier frisches Brot	schwer verdaulich, blähend
Bohnenkaffee Alkohol (v. a. Brände) Süßigkeiten, Schokolade scharfe Gewürze Räucherwaren zu heiße und kalte Speisen Fertigbackwaren Zitrusfrüchte einige Obstsäfte (Orange, Grapefruit) kohlensäurehaltige Getränke Weine, Sekt	reizen den Verdauungstrakt

Quelle: eigene Darstellung

Richtige Ernährungszusammenstellung
In Anlehnung an die Richtlinien der „Deutschen Gesellschaft für Ernährung"

1) Essen Sie vielseitig – aber nicht zu viel
Abwechslungsreiches Essen schmeckt und ist vollwertig.
Essen Sie von möglichst vielen verschiedenen Lebensmitteln – aber jeweils kleine Portionen. Je vielfältiger und sorgfältiger Sie Ihren Speiseplan zusammenstellen, desto besser lässt sich eine mangelhafte Versorgung mit lebensnotwendigen Nährstoffen oder eine Belastung durch unerwünschte Stoffe in der Nahrung vermeiden. Was die Nahrungsmenge bzw. die Joule oder Kalorien betrifft: Essen Sie gerade so viel, dass Sie kein Über- oder Untergewicht bekommen. Das erstrebenswerte Sollgewicht entspricht in etwa dem Wert: Körpergröße in Zentimetern minus 100 (kg). Wiegen Sie sich regelmäßig.

2) Verzehren Sie weniger Fett und fettreiche Lebensmittel
Zu viel Fett macht fett.
Geizen Sie mit Fett. Reduzieren Sie den Verzehr von Streichfetten und bevorzugen Sie fettarme Zubereitungsarten. Verwenden Sie verschiedene, hochqualitative Streichfette und Öle im Wechsel. Fett liefert doppelt so viele Joule bzw. Kalorien wie die gleiche Menge an Kohlenhydraten oder Eiweiß. Übergewicht und viele Krankheiten können die Folgen zu fettreicher Ernährung sein. Vergessen Sie nicht auf die „unsichtbaren" Fette, die z. B. in Fleisch, Wurst, Käse, Eiern, Sahne, Nüssen, Kuchen und Schokolade enthalten sind.

3) Würzig, aber nicht salzig
Kräuter und Gewürze unterstreichen den Eigengeschmack der Speisen.
Gehen Sie mit Salz zurückhaltend um. Es sollte nur den Eigengeschmack der Speisen hervorheben. Zu viel Salz übertönt hingegen viele Geschmackseindrücke und kann zur Entstehung von Bluthochdruck beitragen. Bevorzugen Sie deshalb frische oder getrocknete Kräuter und milde Gewürze. Wo Sie dennoch auf Salz nicht verzichten können, verwenden Sie Jodsalz oder jodiertes Kräutersalz.

4) Wenig Süßes
Zu süß kann schädlich sein!
Reduzieren Sie bewusst Ihren Süßigkeitenkonsum. Benutzen Sie Zucker so sparsam wie ein Gewürz und nicht als Hauptnahrungsmittel. Zu viel Zucker wird vom Körper in Fett umgewandelt und in Form von Fettpolstern gespeichert. Zudem werden bei hohem Zuckerkonsum nähr- und ballaststoffreiche Lebensmittel vom Speiseplan verdrängt. Genießen Sie Süßes zwar ohne Reue, aber nur selten und in kleinen Mengen.

5) Mehr Vollkornprodukte
Sie liefern wichtige Nährstoffe und Ballaststoffe.
Essen Sie täglich Vollkornbrot und häufig Getreidegerichte, dafür seltener Weißbrot und Brötchen aus Weißmehl. Probieren Sie stattdessen Müsli aus Flocken oder geschrotetem Getreide. Vollkornprodukte, z. B. Vollkornbrot, Naturreis, Getreidegerichte, Vollkornnudeln, Haferflocken oder Müsli, enthalten günstige Kohlenhydrate. Neben den für die Verdauung

wichtigen Ballaststoffen liefern sie zusätzlich Vitamine, Mineralstoffe und Spurenelemente.
In der akuten Phase einer Gallenerkrankung oder kurz nach einer Gallenblasenoperation hingegen wären Vollkornprodukte zu schwer verdaulich. In der Teepausenphase oder der Aufbaukostphase empfehlen wir Weißmehlprodukte.

6) Reichlich Gemüse, Kartoffeln und Obst
Essen Sie täglich Frischkost in Form von frischem Obst, Rohkost und Salaten, aber auch gekochtes Gemüse und Kartoffeln. Wählen Sie öfter Hülsenfrüchte, allerdings nur, wenn Sie sie gut vertragen. Mit diesen Lebensmitteln erhalten Sie Vitamine, Mineralstoffe, Spurenelemente und Ballaststoffe. Bringen Sie je nach Angebot der Jahreszeit im Wechsel verschiedene Gemüsesorten, Salate und Obst auf den Tisch.

7) Weniger tierisches Eiweiß
Pflanzliches Eiweiß ist so wichtig wie tierisches Eiweiß.
Pflanzliches Eiweiß in Kartoffeln, Hülsenfrüchten und Getreide ist günstig für eine vollwertige Ernährung. Auch Milch, fettarme Milchprodukte und vor allem Fisch sind wertvolle Eiweißlieferanten. Es empfiehlt sich, den Verzehr weiterer tierischer Eiweißlieferanten wie Fleisch, Wurst und Eier, die relativ viel Fett, Cholesterin und Purine enthalten, zugunsten von Fisch und fleischlosen Speisen auf wenige Mahlzeiten pro Woche zu verringern. In einer Woche reichen 2–3 Fleischmahlzeiten aus. Auch Wurst sollte nicht öfter verzehrt werden.

8) Trinken mit Verstand
Ihr Körper braucht Wasser, aber keinen Alkohol.
Mindestens eineinhalb bis zwei Liter Wasser pro Tag benötigt Ihr Körper. Löschen Sie Ihren Durst mit Wasser bzw. Mineralwasser, Gemüsesäften, ungesüßtem Früchtetee und verdünnten Obstsäften, in Maßen auch mit ungesüßtem schwarzen Tee oder Kaffee. Dagegen benötigt Ihr Körper nicht einen Tropfen Alkohol. In größeren Mengen schadet Alkohol Ihrer Figur und Ihrer Leber und macht abhängig. Trinken Sie alkoholische Getränke daher allenfalls zum gelegentlichen Genuss, aber nicht als alltäglichen Durstlöscher. Vermeiden Sie beim Alkohol jede Gewöhnung.

Richtiges Essverhalten

Mehrere kleine Mahlzeiten verzehren
Nehmen Sie untertags etwa alle drei bis vier Stunden kleine Portionen zu sich. Der Magen sollte nie ganz leer sein.
Vermeiden Sie bewusst hastiges Essen:
- Planen Sie reichlich Zeit für das erste Frühstück ein.
- Ihr Mittagessen sollte, so oft es geht, in entspannter Atmosphäre ohne Zeitdruck stattfinden. Gönnen Sie sich eine kurze Pause nach dem Essen.
- Verzehren Sie das Abendessen 2–3 Stunden vor dem Zu-Bett-Gehen.
- Planen Sie eventuell eine kleine, leicht verdauliche Spätmahlzeit ein.
- Gönnen Sie sich sowohl vormittags als auch nachmittags eine Zwischenmahlzeit.

Als Zwischenmahlzeiten eignen sich:
- ein Glas Milch oder Buttermilch
- Joghurt, Bifidus etc.
- Brot, Gebäck; mürbe, leicht gesüßte Vollkornkekse; Cerealien (Müsli, Cornflakes)
- Obst, z. B. Bananen; mildes (säurearmes) Apfelmus

Kauen Sie gründlich!
Lassen Sie sich Zeit beim Kauen, konzentrieren Sie sich bewusst auf Ihre Speise.

Trinken Sie reichlich!
Wasser, stilles Mineralwasser, Kräutertee – aber nicht zu große Mengen auf einmal, am besten schluckweise zu den Mahlzeiten.

Achten Sie auf die Temperatur der Speisen und Getränke!
Sowohl eisgekühlte als auch sehr heiße Speisen verträgt Ihr Magen nur schlecht.

Vermeiden Sie allzu häufige Schlemmermahlzeiten!
Übermäßige Nahrungsaufnahme belastet und überfordert Ihre Verdauung.

Fettarme, verdauungsschonende Zubereitungsmethoden

Empfehlenswerte Zubereitungsmethoden
1. Kochen/Garen am Herd
2. Dünsten
3. Garen in der Mikrowelle
4. Dampfgaren
5. Zubereitungen im Wasserbad
6. sanftes Garen von Fleischspeisen in der Aluminium- oder Bratfolie

Nicht empfehlenswerte Formen	**Grund**
Frittieren	*zu fett*
Herausbacken	*zu fett*
Grillen über offener Flamme	*Entstehen von verdauungsreizenden Stoffen*
scharfes Anbraten von Speisen	*Entstehen von verdauungsreizenden Stoffen*

Kochen

Als Kochen bezeichnet man das Garen in siedend heißem Wasser (rund 100° C). Die Zutaten werden dabei entweder bereits ins kalte Wasser gegeben und mit dem Wasser erwärmt oder erst dem siedenden Wasser beigefügt. Werden die Zutaten mit dem Wasser erwärmt, gehen viele Inhaltsstoffe von den Ingredienzien ins Wasser über. Dieser Prozess des Auslaugens ist bei manchen Zubereitungsformen durchwegs erwünscht. Gekocht wird üblicherweise in einem Metall- oder Emailtopf auf einem Gas- oder Elektroherd.
Weiters unterscheidet man:
- **Sprudelndes Kochen:** Das Wasser wird am Sieden gehalten. Die aufsteigenden Blasen führen zu einer guten Durchmischung der zubereiteten Speise. Das ist zum Beispiel beim Kochen von Nudeln wünschenswert.
- Wird nur wenig Hitze zugeführt, spricht man von **Simmern.** Hierbei steigen keine Dampfblasen auf und das Gargut wird geschont.

Dünsten

Beim Dünsten wird dem Gargut wenig oder gar keine Flüssigkeit zugesetzt. Eventuell kann etwas hochwertiges Fett zugegeben werden. Die sich ansammelnde Flüssigkeit stammt häufig vom Gargut. Nährstoffe und Vitamine bleiben optimal erhalten.

Garen in der Mikrowelle
- Bei technisch einwandfreien Geräten und sachgemäßer Benutzung besteht keine Gefahr für die Gesundheit.
- Die Veränderungen der Nährstoffzusammensetzung von mikrowellengegarten Lebensmitteln entsprechen der konventionellen Zubereitung am Herd. Voraussetzungen sind Temperatureinstellung und Garzeit entsprechend den Angaben des Herstellers.

Zahlreiche Untersuchungsergebnisse beweisen, dass sich die Lebensmittelinhaltsstoffe bei der Mikrowellenanwendung nicht anders verhalten als bei anderen Garmethoden. Das sachgerechte Vorgehen ist, wie bei konventionellen Zubereitungsverfahren, entscheidend. Auch bei diesen konventionellen Verfahren ist auf schonende Zubereitung zu achten: Werden Gemüseportionen von 200–400 g in sehr wenig Flüssigkeit gegart, ist die Vitaminerhaltung in der Mikrowelle mindestens genauso hoch wie beim Dünsten. Beim Auftauen tiefgefrorener Lebensmittel im Mikrowellengerät wirkt sich die vergleichsweise kurze Auftauzeit positiv auf die Nährstoffverluste aus. Grundsätzlich sind die in der Bedienungsanleitung angegebenen Garzeiten zu beachten.

- Für die Erwärmung der Speisen ein spezielles mikrowellengeeignetes Geschirr verwenden.
- Die Speisen mit lose aufliegender Abdeckung oder mikrowellengeeigneter Folie bedecken.
- Nach Möglichkeit die Speisen in Stücke ungefähr gleicher Dicke zerteilen. Große Stücke sollten zerkleinert werden.
- Alle Speisen zwischendurch umrühren oder wenden.
- Lebensmittel mit fester Hülle (z. B. Würstchen) einstechen, damit sie nicht platzen.

Dampfgaren
Beim Dampfgaren wird direkter Kontakt zwischen dem Gargut und der siedenden Flüssigkeit vermieden. Das Gargut befindet sich in einem Siebeinsatz, der über dem siedenden Wasser positioniert ist.

Diese Art der Speisenzubereitung ist in China bereits seit Jahrtausenden bekannt und in vielen Ländern Asiens nach wie vor sehr populär. Um diese Methode einmal auszuprobieren, genügt ein Topf mit Siebeinsatz und fest schließendem Deckel. So wird's gemacht: In den Topf kommt Wasser, in den Siebeinsatz wird das Gargut gegeben. Der Siebeinsatz mit dem Gargut wird in den Topf gehängt und mit dem Deckel bedeckt. Dann wird das Wasser zum Kochen gebracht. Der dabei entstehende Dampf erhitzt das Kochgut gleichmäßig und schonend.

Vorteile des Dampfgarens
- Es handelt sich um eine fettfreie Garmethode.
- Da die Lebensmittel auch nicht so wie beim herkömmlichen Dünsten im Wasser „schwimmen", werden sie nicht ausgelaugt – Vitamine, Mineralstoffe und Eigengeschmack bleiben besser erhalten.
- Die Speisen können nicht anbrennen, das Umrühren erübrigt sich also.
- Vorsicht! Dampf gart zwar Lebensmittel sanft, doch Sie können sich damit verbrühen. Also Achtung beim Abnehmen des Deckels!

Einsetzbar beim Dämpfen, Aufwärmen oder Auftauen
Neben dem unspektakulären Topf mit Siebeinsatz gibt es zum Dämpfen von Speisen mittlerweile ein breites Geräteangebot (sogenannte „Steamer"). Damit können einerseits Gemüse, Fisch, zartes Fleisch, Pasteten, Soufflés, Reis oder Knödel schonend zubereitet werden, andererseits eignen sie sich zum Auftauen oder Aufwärmen von Gerichten. Das große Plus dieser Garmethode ist, dass die Speisen saftig bleiben. Beim Auftauen bzw. Aufwärmen in der Mikrowelle oder im Backrohr können sie dagegen austrocknen.

Zubereitungen im Wasserbad
In einen großen, mit etwas kochendem Wasser gefüllten Topf wird ein kleineres hitzebeständiges Gefäß, beispielsweise eine Kasserolle oder eine Jenaerschüssel, gestellt. Die Speise wird in dem kleineren, im kochenden Wasser stehenden Gefäß zubereitet.
Die Zubereitungsdauer ist länger als auf der Kochstelle, die Zubereitungstemperatur kann aber nicht wesentlich über 100° C ansteigen. Für die Zu-

bereitung von Pudding wird ein Topf als Wasserbad gewählt, die Puddingform sollte zu einem Drittel in kochendem Wasser stehen. Der Topfdeckel sollte nicht ganz abschließen, eine Spalte sollte offen sein.

Sanftes Garen von Fleischspeisen in Aluminium- oder Bratfolie

Die schonendste Zubereitungsart für Fleischspeisen ist das Dünsten oder das Garen des Fleisches in der Brat- oder Aluminiumfolie. Diese Zubereitungsform sollte besonders bei der Herstellung der ersten Hascheegerichte nach längerer Fleischkarenz gewählt werden.

Aluminiumfolie

Ein Stück Aluminiumfolie so abschneiden, dass das Fleischstück mit einem 3 cm breiten Folienrand rundherum eingehüllt werden kann. Das gewürzte Fleisch in die Mitte der dünn mit Öl bepinselten Folie legen, die beiden Längsseiten an der Oberseite des Fleischstückes zusammenfassen und eng am Bratgut ab- und einmal einbiegen.

Die Seitenteile knapp am Fleischstück hochbiegen. Im mittelheißen, vorgeheizten Backrohr am Bratrost oder am Backblech garen. Beim Öffnen der Folie sollte darauf geachtet werden, dass kein Fleischsaft verloren geht.

Tabelle 2: Bratdauer

	Bratdauer (ca.)
kleine Fleischstücke	20 Min.
Braten, 6–8 cm hoch	1,5 Std.
Brathuhn	40 Min.
Fischfilet	15 Min.
Fisch (z. B. Forelle)	20 Min.

Quelle: eigene Darstellung

Bratfolie

Die Bratfolie sollte ca. 25 cm länger sein als das Fleischstück. Ein Ende des Foliensackes zusammendrehen, abbinden, umschlagen und nochmals abbinden. Das gewürzte Fleisch ohne Fettzugabe einlegen, die Folie knapp am Gargut zusammendrehen, abbinden, umbiegen und dazubinden. Die Hüllenoberseite einmal mit einer Nadel einstechen. Im Backrohr am Bratrost bei Mittelhitze braten. Die Bratdauer ist gleich lang wie bei der Zubereitung in Aluminiumfolie.

Ernährungs- und Verdauungstipps bei Gallensteinen

Man kann auch mit Gallenproblemen relativ normal essen, solange man ein paar Grundregeln beachtet.

Einige goldene Regeln

Weder zu fett ...
Bei sehr fetter Ernährung muss sehr viel Galle auf einmal ausgeschüttet werden. Um das zu erreichen, muss sich die Galle stark zusammenziehen – Gallenkoliken können die Folge hiervon sein.

... noch zu wenig fett essen!
Bei sehr fettarmer Ernährung wird wenig Galle benötigt. Daher verweilt der Gallensaft sehr lange in der Gallenblase und wird stark eingedickt. Das begünstigt die Bildung von Gallensteinen.

Keine strengen Diäten oder Fastenkuren
Weniger Gallensaft wird ausgeschüttet, da weniger verdaut wird. Der Gallensaft dickt ein. Weiters wird beim Fasten körpereigenes Fett abgebaut und damit Cholesterin freigesetzt. Dieses Cholesterin wird in der Galle angereichert und begünstigt die Steinbildung.

Welche Fette sollte man wählen?
Nicht nur für die Galle sind pflanzliche Fette empfehlenswert. Achten Sie auf die Qualität und Reinheit.

Mehrere kleine Mahlzeiten über den Tag verteilt
Bei Schlemmermahlzeiten muss viel Gallensaft ausgeschüttet werden. Die starke Kontraktion der Gallenblase kann Koliken auslösen!

Blähungsfördernde Nahrungsmittel meiden
Durch Blähungen wird der Druck auf die Gallenblase gesteigert. Als besonders blähungsfördernd gelten Kohlarten, Schwarzwurzeln und Hülsenfrüchte, Zwiebeln und Knoblauch. Zur Linderung von Blähungen kann man Kümmel-, Liebstöckelsamen-, Fenchel- und Anisprodukte einsetzen.

Viel und regelmäßig trinken!
Das fördert die Verdauung, verhindert Verstopfung und hält den Gallensaft dünnflüssig. Bei gemäßigten Temperaturen sollte man 2–3 Liter Flüssigkeit zuführen, an heißen Tagen und bei körperlicher Anstrengung deutlich mehr.

> **TIPP:** Wenn man Flüssigkeit aufnimmt, sollte man auf ausreichende Salzzufuhr achten. Suppen bieten sich dafür hervorragend an.

Hartgekochte Eier meiden
Hartgekochte Eier sind an sich sehr schwer verdaulich. Darüber hinaus liegt der Fettanteil vom Eigelb bei über 30 %!

Ballaststoffe nach Belieben
Ballaststoffreiche Ernährung fördert die Verdauung und ist an sich gesund. Der hauptsächliche Nutzen bei Gallenerkrankungen liegt in der Vermeidung von Verstopfungen. Achtung: Zu viele Ballaststoffe können manchmal Blähungen hervorrufen.

Was tun bei ...?
Je nach Art und Intensität der Beschwerden schlagen wir unterschiedliche Kostpläne vor:

Akute Beschwerden
- Teepause einlegen, eventuell ausgewählte feste Nahrung
- 1–3 Tage
- Rezepte & Kostpläne siehe ab S. 46

Verabreichung von
- ungesüßtem Tee (siehe Teerezepte ab S. 57)
- Zwieback
- getoastetem Weißbrot
- Knäckebrot
- Schleimsuppen

> **TIPP:** Das Abklingen akuter Beschwerden ist nicht mit dem Verschwinden der Gallensteine gleichzusetzen. Beginnen Sie deswegen äußerst vorsichtig und langsam mit dem Kostaufbau!

Ausklingende akute Beschwerden
- Aufbaukost (Übergang von Teepause zu leichter Dauerkost)
- 7–10 Tage
- Rezepte & Kostpläne siehe ab S. 60

Zur Auswahl stehen:
- leicht verdauliche Gemüsesorten (Karotten, Fenchel, Zucchini, weißer Spargel, Spinat)
- gekochter/gedünsteter Fisch
- mageres, gekochtes/gedünstetes Fleisch
- Kartoffelpüree
- Reis
- Teigwaren

Vorbeugung akuter Beschwerden
- Dauerkost
- Gewöhnen Sie Ihren Körper an milde, ausgewogene, fettarme Kost
- Rezepte & Kostpläne siehe ab S. 86

Individuelle Unterschiede

Geschmack und Verträglichkeit sind individuell verschieden!
Ähnlich unterschiedlich sind Ernährungsgewohnheiten. Was schmeckt? Was wirkt regelrecht abstoßend? Was wird „vertragen"? Was provoziert Verdauungsprobleme?
Dieses Buch bietet Ratschläge und Richtlinien, die sich in der Praxis bei einer Vielzahl von betroffenen Personen bewährt haben.

Wenn die Gallenprobleme weiter bestehen ...
- Lassen Sie die Speisen oder Nahrungsmittel weg, bei denen Sie das Gefühl haben, Probleme zu bekommen!

- Verwenden Sie hingegen Speisen oder Getränke, von denen Sie glauben, dass sie keine Problemverursacher sind.
- Führen Sie Buch! Notieren Sie gewissenhaft,
  - welche Speisen und Getränke Sie zu sich nehmen,
  - Ihre Medikamenteneinnahmen,
  - das zeitliche Auftreten von Gallenbeschwerden
  - und zusätzlich Faktoren, die subjektiv Stress oder Unwohlsein verursachen.

Erkennen Sie ein Muster? Treten Beschwerden immer wieder nach einem der protokollierten Faktoren auf? Ihr Arzt oder Ernährungsberater unterstützt Sie sicher in der Analyse Ihrer Aufzeichnungen.

Ernährungs- und Verdauungstipps nach einer Gallenblasenentfernung

Auch ohne Gallenblase kann man relativ normal essen, solange man ein paar Grundregeln beachtet.

Ein paar goldene Regeln

Nicht zu fett essen!
Bei sehr fetter Ernährung muss sehr viel Galle auf einmal ausgeschüttet werden. Da das Vorratsgefäß, die Gallenblase, entfernt wurde, ist das nicht mehr möglich.

Welche Fette sollte man wählen?
Nicht nur für die Galle sind pflanzliche Fette empfehlenswert. Achten Sie auf eine hohe Qualität und Reinheit.

Mehrere kleine Mahlzeiten über den Tag verteilt
Da ohne Gallenblase konstant Galle in den Darm gelangt und diese nicht bei Bedarf in großen Mengen ausgeschüttet werden kann, sind mehrere kleine Mahlzeiten über den Tag verteilt dringend anzuraten.

Viel und regelmäßig trinken!
Das fördert die Verdauung, verhindert Verstopfung und hält den Gal-

lensaft dünnflüssig. Bei gemäßigten Temperaturen sollte man 2–3 Liter Flüssigkeit zuführen, an heißen Tagen und bei körperlicher Anstrengung etwas mehr.

Schwer verdauliches Essen meiden!
Essen, das einem buchstäblich wie ein Stein im Magen liegt, beansprucht auch alle weiteren Stationen der Verdauung. Das Paradebeispiel hierfür sind hartgekochte Eier. Darüber hinaus liegt der Fettanteil vom Eigelb bei über 30 %!

Ballaststoffe nach Belieben
Ballaststoffreiche Ernährung fördert die Verdauung und ist an sich gesund. Der hauptsächliche Nutzen bei Gallenerkrankungen liegt in der Vermeidung von Verstopfungen. Achtung: Zu viele Ballaststoffe können manchmal Blähungen hervorrufen.

Was tun bei ...?

Je nach Art und Intensität der Beschwerden schlagen wir unterschiedliche Kostpläne vor:

Unmittelbar nach der Gallenblasenentfernung
Üblicherweise verlassen Sie zwischen 4 und 8 Tagen nach einer erfolgreichen Gallenblasenoperation das Krankenhaus. Bei einer endoskopischen Gallenblasenentfernung ist die Erholungsphase im Allgemeinen rascher und unkomplizierter.
Sie haben sicher bereits im Krankenhaus mit einem Kostaufbau begonnen, nicht immer funktioniert aber die Verdauung so schnell wieder reibungslos. Um Unsicherheiten zu Hause zu vermeiden, bieten wir Ihnen Aufbaukostpläne an, die Sie je nach Befinden verwenden können.
- Sie können ohne weiteres wiederholt Teepausen einlegen, wenn Sie bei fester Nahrung noch Probleme haben. Beachten Sie jedoch auch, dass Sie nach einer Operation nicht allzu lange auf Kalorien verzichten sollten, da Sie wieder zu Kräften kommen sollten.
- In jedem Fall beginnen Sie mit Suppen und kleinen Gerichten aus dem frühen Kostaufbau und tasten sich langsam zur vollwertigeren Aufbaukost vor.

- Bei auftretenden Beschwerden gehen Sie bei den Rezepten einen Schritt zurück und verweilen noch etwas länger bei dieser Kost.
- Sollten Sie bereits im Krankenhaus problemlos vollwertige Kost zu sich genommen haben, orientieren Sie sich in diesem Buch an den Rezepten der Aufbaukost und Dauerkost.
- Rezepte & Kostpläne siehe ab S. 63

In jedem Fall Verabreichung von
- ungesüßtem Tee (siehe Teerezepte auf S. 57)
- Zwieback
- getoastetem Weißbrot
- Knäckebrot
- Schleimsuppen

Die Verdauung ist sehr individuell, daher kann Ihr erfolgreicher postoperativer Kostaufbau zeitlich massiv schwanken. Manche können nach einer Woche wieder „normal" essen, andere brauchen sechs Wochen. Lassen Sie sich nicht entmutigen!

Bei Verdauungsproblemen nach einer länger zurückliegenden Gallenblasenentfernung
Oftmals kann nach einer Gallenblasenentfernung eine Ernährung ohne besondere Einschränkungen vertragen werden. Falls doch Probleme auftreten sollten, sind diese meist weniger akut, sondern häufig chronischer Natur. Dazu gehören Blähungen, Durchfall, Appetitlosigkeit und Übelkeit.
- Reduzieren Sie den Fettgehalt Ihrer Ernährung
- Orientieren Sie sich an den Rezepten der Aufbaukost (Übergang von Teepause zu leichter Dauerkost), um die Verdauung eine Zeit lang zu entlasten.
- Führen Sie Buch über die Lebensmittel, die Sie auch nach einer Operation nicht vertragen. Vermeiden Sie diese strikt.
- Nehmen Sie sich die Tipps zum Essverhalten im allgemeinen Teil dieses Buches (S. 22 ff.) zu Herzen.

Eine mögliche Vorgehensweise ist in der nachfolgenden Grafik veranschaulicht:

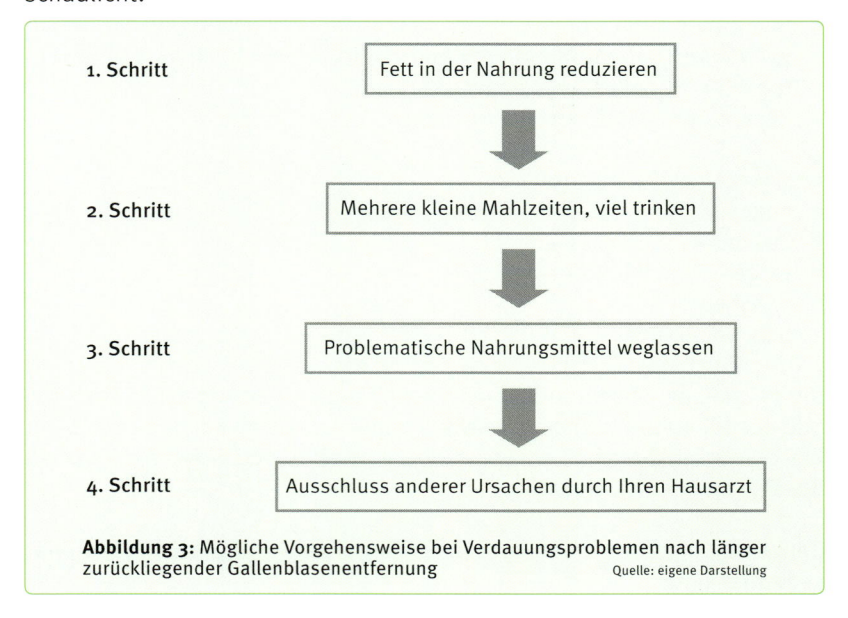

1. Schritt — Fett in der Nahrung reduzieren

2. Schritt — Mehrere kleine Mahlzeiten, viel trinken

3. Schritt — Problematische Nahrungsmittel weglassen

4. Schritt — Ausschluss anderer Ursachen durch Ihren Hausarzt

Abbildung 3: Mögliche Vorgehensweise bei Verdauungsproblemen nach länger zurückliegender Gallenblasenentfernung
Quelle: eigene Darstellung

Wenn die Gallenprobleme weiter bestehen ...

- Lassen Sie die Speisen oder Nahrungsmittel weg, bei denen Sie das Gefühl haben, Probleme zu bekommen!
- Essen Sie hingegen Speisen oder Getränke, von denen Sie glauben, dass sie keine Problemverursacher sind.
- Führen Sie Buch! Notieren Sie gewissenhaft,
    - welche Speisen und Getränke Sie zu sich nehmen,
    - Ihre Medikamenteneinnahmen,
    - das zeitliche Auftreten von Gallenbeschwerden und
    - zusätzliche Faktoren, die subjektiv Stress oder Unwohlsein verursachen.

Erkennen Sie ein Muster? Treten Beschwerden immer wieder nach einem der protokollierten Faktoren auf? Ihr Arzt oder Ernährungsberater unterstützt Sie sicher in der Analyse Ihrer Aufzeichnungen.

ESSEN GEHEN, FERTIGGERICHTE ODER SELBST KOCHEN?

Nicht jeder kocht gerne oder hat die Zeit, zu kochen. Selbstverständlich wird man Speisen für die eigenen Bedürfnisse am besten adaptieren können, wenn man selbst zum Kochlöffel greift. Muss nun jemand, der bereits von Gallenproblemen geplagt ist, auch noch das Kochen lernen?

Fertiggerichte?

Teepause/Aufbaukost

Da die einzigen kulinarischen Begleiter dieser Phase zugegebenermaßen nicht besonders schmackhaft sind, wird man sie vergeblich als Fertiggericht im Supermarkt suchen. Allerdings sind viele Produkte der Babynahrung durchwegs mit den Richtlinien der strengen Schonkost kompatibel. Optimal sind breiförmige Zubereitungen auf Weizen- oder Gemüsebasis. Säurearmes Obst ist auch verwendbar. Achten Sie auf zuckerarme Zubereitungen. Wegen der allgemein guten Verfügbarkeit dienen folgende Produkte der Firma „Hipp" als Beispiel:

- Frucht & Getreide:
    - Hafer in Apfel (Artikel-Nr. 4820)
    - Feiner Obst-Brei (Artikel-Nr. 4800)
- Früchte:
    - Milder Apfel (Artikel-Nr. 4220)
    - Banane in Apfel (Artikel-Nr. 4540)

> **TIPP:** Die kleinen Portionen der Babynahrung sind optimal für die kleine Zwischen- oder Spätmahlzeit!

Aufbaukost/Dauerkost

Mittlerweile gibt es im Supermarkt ein reiches Repertoire an Gerichten, die durchwegs für die Aufbau- bzw. die Dauerkost verwendbar sind. Da das Angebot bzw. konkrete Produkte häufig wechseln, sind konkrete Vorschläge fast nicht möglich.

Einige Ratschläge:
- Viele im Rezeptteil geschilderte Gerichte gibt es als Fertigprodukte.
- Orientieren Sie sich an den bevorzugten Zubereitungsformen (siehe S. 26 ff.).
- Vermeiden Sie Nahrungsbestandteile, auf die Sie empfindlich reagieren (Anhaltspunkte dafür liefert Ihnen die Tabelle auf S. 22).
- Eine Auflistung der Zusammensetzung des jeweiligen Fertiggerichtes finden Sie am Etikett auf der Verpackung.
- Kombinieren Sie Fertiggerichte mit frisch zubereiteten Speisen, so sparen Sie Zeit. Bei freier Wahl der Mahlzeiten sollten Sie darauf achten, dass vorgegebene Mahlzeiten, wie z. B. ein Kantinenessen, ein Essen außer Haus etc., sinnvoll ergänzt werden (nach den Regeln magenschonender Ernährung, vgl. S. 22).
  - Vermeiden Sie einseitige Ernährung.
  - Essen Sie bewusst abwechslungsreich.
  - Meiden oder essen Sie nur mit Vorsicht Speisen, die mehrmals nicht vertragen wurden.

Essen im Lokal (Dauerkost)

Menschen mit Gallenproblemen sind selbstverständlich nicht an den heimischen Herd gebunden! Ob nun aus beruflichen oder privaten Gründen: Gönnen Sie sich hin und wieder ein gutes Essen im Lokal oder Restaurant. Sie können mit Ihrem neuen Wissen sicher problemlos aus der Speisekarte die Speisen wählen, die Ihnen gut tun und schmecken.
Sollten Sie dennoch unsicher sein, bieten wir Ihnen noch einige Tipps und Speisenvorschläge.

Allgemeine Tipps:
- Bevorzugen Sie Zubereitungsformen wie im Rezeptteil (S. 26 ff.) ausgeführt.
- Vermeiden Sie Nahrungsbestandteile, auf die Sie empfindlich reagieren. Anhaltspunkte dazu liefert Ihnen die Tabelle auf S. 22.

- Frische Speisen können immer mild oder ungewürzt zubereitet werden. Deponieren Sie Ihre entsprechenden Wünsche gleich bei der Bestellung.
- Salate können sicher auf Wunsch mit Joghurtdressing anstatt mit Essig und Öl zubereitet werden.

Mitteleuropäische Küche
Bevorzugen Sie Speisen, die im Rezeptteil aufgeführt sind.

> **TIPP:** Cremesuppen sind eine aktive Entlastung für Ihre Verdauung!

Italienische Küche
Entscheiden Sie sich für:
- Nudel- und Teigwarengerichte (vermeiden Sie scharfe oder sehr fette Saucen, wie zum Beispiel Gorgonzolasauce oder scharfe Tomatensauce)
- Suppen, z. B. Minestrone, Tomatencremesuppe
- Risottos aller Art
- Salate mit mildem Dressing
- mildes Fleisch mit Gemüsebeilage
- milde Fischspeisen mit Gemüsebeilage

Chinesische Küche
- Wan-Tan-Suppe
- Gemüsesuppen
- milde Gerichte mit Huhn oder Rind bzw. vegetarische Gerichte
- Reisgerichte
- Vermeiden Sie die scharf gebratenen, stark gewürzten, frittierten oder gebackenen Speisen (z. B. Frühlingsrollen süß-sauer)!

> **TIPP:** Meiden Sie die in der chinesischen Küche häufig verwendeten Pilze!

Türkisch/Maghrebinisch
- Zaziki (Gurkensalat mit Joghurtdressing)
- Ispanaklı Pide (Pide; Pizza mit Spinat)
- Tavuk Döner (Brötchen mit Hühnerfleisch)

> **TIPP:** Meiden Sie eventuell beigefügte frische Zwiebeln und scharfe Gewürze!

Indisch

Lassen Sie sich beraten. Vermeiden Sie scharfe und allzu fette Speisen. Entscheiden Sie sich für:
- Nihari Shorba (Chicken Shorba, Indian Chicken Soup; Indische Hühnerfleischsuppe)
- Chicken-Chat Delhi (Indian Chicken Salad; Indischer Hühnerfleischsalat)
- Vegetable Biryani (Safranreis mit frischem Gartengemüse)
- Chicken Biryani (Safranreis mit Huhn)

Fast Food

Der Name sagt es bereits: Diese Form der Ernährung sollte tunlichst gemieden werden. Falls es einmal nicht ohne Fast Food gehen sollte, dennoch ein paar Tipps hierzu:
- In **Fast-Food-Ketten** werden häufig Salate angeboten. Wählen Sie dazu ein Joghurtdressing.
- An **Kebab-Ständen** gibt es meist die Möglichkeit, Zutaten frei zu wählen. Eine möglichst gallenschonende Variante ist ein vegetarisches Kebab mit Salat, wenigen Tomaten und einer Joghurtsauce. Falls es nicht ohne Fleisch geht, greifen Sie eher zu Hühnerfleisch. Vermeiden Sie Zwiebeln und selbstverständlich jede Form von Schärfe (Chilipulver).
- **Asiatisches Fast Food** bietet die Möglichkeit, Reis mit einer schmackhaften Sauce zu kombinieren. Vermeiden Sie auch hier jede Form von Schärfe.

Einige praktische Tipps für das Selbstkochen

Mengenangaben in der Küche / Löffelmaße
Einen großen (Esslöffel) und einen kleinen Löffel (Teelöffel) zur Hand nehmen und die Füllungsmenge auswiegen.

Tabelle 3: Übliche Mengenangaben in der Küche

Einheit	Nahrungsmittel	Anmerkung	Menge
1 EL	Mehl	stark gehäuft	20 g
1 TL	Mehl	stark gehäuft	10 g
1 EL	Grieß	schwach gehäuft	10 g
1 TL	Grieß	schwach gehäuft	5 g
1 EL	Haferflocken	gehäuft	10 g
1 TL	Haferflocken	gehäuft	5 g
1 EL	Feinkristallzucker	stark gehäuft	20 g
1 TL	Feinkristallzucker	stark gehäuft	10 g
1 EL	Öl		7 g
1 EL	Joghurt		20 g

Quelle: eigene Darstellung

Auswahl der Nahrungsmittel beim Einkauf
- Fleisch sollte möglichst fettarm, gut abgelegen und bindegewebearm sein. Bevorzugen Sie qualitativ hochwertiges Geflügel, Kalb- oder Rindfleisch.
    - Geflügel oder Fisch sollten immer ohne Haut verzehrt werden.
- Achten Sie auf die Frische des Gemüses. Verholzte Gemüse sollten nicht verwendet werden bzw. sollten verholzte Stellen großzügig entfernt werden.
- Obst sollte gut ausgereift bzw. gut abgelegen sein.
- Gegen die Verwendung von tiefgekühlten Nahrungsmitteln oder Nahrungsmitteln aus der Dose bestehen hinsichtlich der Verträglichkeit keinerlei Bedenken.

Zubereitungen

Salate
- Zum Marinieren der Salate wird am besten ein Joghurtdressing verwendet.
- Verwenden Sie hochqualitative Öle für Ihr Dressing (z. B. Maiskeim-, Oliven- oder Rapsöl).
- Wenn Zitronensaft oder Essig verwendet werden, ist darauf zu achten, dass die Speisen keinesfalls zu sauer zubereitet werden. Verwenden Sie milde Essigsorten (Balsamico- oder Apfelessig).
- Verwenden Sie reichlich Kräuter zum Würzen.
- Bevorzugen Sie abends gekochte Salate (Kartoffel, rote Rüben, Karotten etc.).

Gemüse
- Das Gemüse wird am besten ohne oder nur mit wenig Kochfett gedünstet (siehe andere verdauungsschonende Zubereitungsformen auf S. 26 ff.) oder mit einer hellen Einmach (Mehlschwitze) bzw. mit etwas Obers/Rahm/Crème fraîche zubereitet.
- Um der Verdauung Arbeit abzunehmen, ist es von Vorteil, Gemüse mundgerecht zu zerkleinern. Verwenden Sie hierzu einen Gemüsehobel.

Suppen
- Legierte Suppen werden oft als verdauungsschonender empfunden.
- Werden gröbere Suppeneinlagen schlecht vertragen, können diese mit dem Pürierstab zerkleinert werden (Cremesuppe).
- Gewöhnen Sie sich daran, einmal am Tag eine Suppe zu sich zu nehmen. Sie eignet sich hervorragend als Abendmahlzeit, entlastet den Darm und hat weniger Kalorien.

Eier
Die Unverträglichkeit von Eiern bei Gallenerkrankungen ist bekannt. Sie müssen jedoch nicht gänzlich darauf verzichten. Vielleicht gehören Sie ja zu den Betroffenen, die Eier ganz gut vertragen. Für diese gilt: Eier sind am bekömmlichsten, wenn das Eigelb
- als Legierung (siehe S. 50) oder
- als aufgeschlagene Eierspeise (z. B. Schaumomelette, Biskuitomelette) verwendet

- oder im Auflauf verkocht wird.

Verträglich sind auch weiche Eier oder Eierspeisen.

Schlagobers (fettreduziert)
Wird Schlagobers schlecht vertragen, kann es mit derselben Menge von steif geschlagenem, ungesüßtem Eiweiß verrührt und als Zugabe zu Mehlspeisen verwendet werden.

Umgang mit Fett

Bei der Speisenzubereitung ist auf folgende Punkte zu achten:
- Eine fettarme Zubereitung ist wichtig.
- Das Kochfett nicht zu stark erhitzen:
  - Es sollte weder braun noch so heiß werden, dass es zu rauchen beginnt.
  - Die Speisen sollten weder stark angebraten noch stark angeröstet werden.
- Als Kochfett können Butter, gute Margarine oder Speiseöle verwendet werden.

Möglichkeiten zur Reduktion des Fettgehalts in der Ernährung
Zur Auswahl stehen:
- Produkte, die im Vergleich zu ihrer ursprünglichen Form fettreduziert sind (z. B. fettarme Milch)
- Fettersatzstoffe (z. B. Olestra) sind in ihrer Anwendung nicht unproblematisch und können selbst Verdauungsprobleme auslösen.

Allein durch die Verwendung der fettreduzierten Varianten bei Milchprodukten, fettarmen Fleischerzeugnissen und Süßwaren lässt sich der Fettgehalt in der Nahrung halbieren.

Tabelle 4: Umstellung bzw. Reduktion des Fettgehalts in der Ernährung

Weniger:	Mehr:
fettes Fleisch, Wurstwaren, Speck	Seefisch
Schmalz, Butter	Pflanzenöl
Frittiertes	Gedünstetes
Eier	Gemüse
Milchprodukte und Käse mit vollem Fettgehalt	fettarme Milchprodukte und fettarmer Käse

Quelle: eigene Darstellung

Fettgehalt einiger Nahrungsmittel

In der folgenden Tabelle finden Sie eine Übersicht zum Fettgehalt einiger Nahrungsmittel.

Tabelle 5: Fettgehalt einiger Nahrungsmittelgruppen

Gruppe I 100–25 g Fett in 100 g	Gruppe II 25–15 g Fett in 100 g	Gruppe III (14–3 g Fett in 100 g)	Gruppe IV (3–0 g Fett in 100 g)
Lebensmittel	**Lebensmittel**	**Lebensmittel**	**Lebensmittel**
Pflanzenöle	Ölsardinen in Dosen	Kondensmilch, 10 % Fett	Wild, im Durchschnitt
Butter, Margarine	Matjesfilet	Schweinefilet	Eierteigwaren
Mayonnaise	Wiener Würstchen	Butterkekse	Roastbeef, Filet
fetter Speck	Fleischkäse, Leberkäse	Seelachs in Öl	Krabben
Salami, Mettwurst, Teewurst u. Ä.	Suppenhuhn	Lachsschinken, mager	Forelle
Pasteten	Bierschinken	Haferflocken	Hummer
gemischtes Hackfleisch	vegetarischer Brotaufstrich	Corned Beef, deutsch	Kalbfleisch, mager
Hammelfleisch, fett	Thunfisch in Öl	Kalbfleisch, mittelfett	Hühnerbrust
viele Käsesorten	Ente	Fischstäbchen, TK	Seezunge, Scholle
Nüsse im Durchschnitt	Marzipan	körniger Frischkäse	Miesmuscheln
Erdnussbutter	Eisbein	Zwieback	Mehle, Brote
Schlagsahne	Lammfleisch, mager	Heilbutt	Hecht, Zander, Seelachs
Sahnetorten	Rindfleisch, mager	Rotbarsch, Goldbarsch	Kabeljau, Schellfisch
Nusskuchen	Hering, mariniert	Trinkmolke, Buttermilch	Kartoffeln
Nougat		Reis	Magermilchpulver
Schokolade, Vollmilch		Gemüse, Pilze	Magerquark

Quelle: Deutsche Margarine Union

REZEPTE

Zum Gebrauch des Rezeptteils

Tageskostpläne dienen als **Beispiel,** wie Sie Ihre Ernährung
a) bei akuten Beschwerden
b) nach einer Gallenblasenoperation
aufbauen können. Die einzelnen Speisen sind durch andere Rezepte der jeweiligen (oder früherer) Abschnitte (Teepause/Aufbaukost/Dauerkost) frei ersetzbar. Stellen Sie sich Ihren optimalen Ernährungsplan zusammen!

Der Rezeptteil gliedert sich in folgende Abschnitte:
- Teepause
- Übergang Teepause – Aufbaukost
- Aufbaukost
- Normalkost/Dauerkost

▶ *WICHTIG: Selbstverständlich können Rezepte eines früheren Teiles in allen weiteren Ernährungsabschnitten verwendet werden! Zum Beispiel kann Apfelmus (Teepause) auch in der Aufbau- und Dauerkost konsumiert werden.*

Wenn Sie gerade das Krankenhaus nach einer erfolgreichen Gallenblasenoperation verlassen haben, kann Ihre Verdauung bereits sehr gut funktionieren. Sie haben eventuell sogar schon im Krankenhaus Aufbaukost bzw. leichte Vollkost zu sich genommen. In anderen Fällen jedoch könnten Sie noch geschwächt sein und bereits bei leichter Aufbaukost Beschwerden haben. Je nach Ihrem persönlichen Empfinden können Sie mit diesen Tageskostplänen dort einsteigen, wo Sie sich gerade befinden. Bei aufkommenden Beschwerden gehen Sie einen Schritt zurück.
Aufgrund individueller Unterschiede in der Verträglichkeit bestimmter Zutaten sind Ingredienzien, die gelegentlich schlecht vertragen werden, bei einigen Rezepten mit dem Vermerk „evtl." (eventuell) gekennzeichnet.

Tageskostpläne

Teepause
Rezeptteil Seite 57–59

Dauer: 1–3 Tage (bis zum Abklingen der Beschwerden)

Zur Auswahl stehen:
- schluckweise getrunkener, handwarmer Tee Ihrer Wahl
- Zwieback
- getoastetes Weißbrot
- Knäckebrot oder ähnliche Produkte
- Reiswaffeln
- Schleimsuppen
- Reis-Congee
- milde Grießsuppe
- Haferflockensuppe
- Apfelmus

Übergang Teepause – Aufbaukost
Rezeptteil Seite 60–62

Zur Auswahl stehen:
- Reisschleimsuppen, Haferschleimsuppen oder andere Suppen der Teepause
- Zwieback, hell getoastetes Toastbrot, gebähtes Weißbrot, Reiswaffeln
- Nach und nach können Sie die eine oder andere dieser Mahlzeiten durch Rezepte der Aufbaukost ersetzen.
- Sie werden immer wieder Rezepte in der Aufbaukost finden, die in der Milde und im Gehalt unterschiedlich sind (Menge an Ei oder Obers bzw. Gewürzen). Beginnen Sie beim Übergang langsam mit den milden Speisen und erweitern Sie erst schrittweise das Repertoire der Aufbaukostrezepte.
- schwach gesüßte Milchspeisen wie Milchgrieß oder Milchreis
- Pudding oder Cremes
- gedünsteter Reis

- Kartoffelpüree
- Joghurt, Bifidus (evtl. mit etwas Zwieback oder mürben Keksen wie Butter- oder Weizenschrotkeksen verzehrt)

Aufbaukost
Rezeptteil Seite 63–85

Konsumieren Sie fünf über den Tag verteilte kleine, milde Mahlzeiten (alle drei Stunden, damit Ihr Magen niemals leer ist).

> **Beispiel eines Tageskostplanes der frühen Aufbaukost**
> 7.00 Uhr: Tee mit Zwieback
> 9.00 Uhr: ½ Tasse Milch mit Zwieback
> 11.00 Uhr: Reisschleimsuppe oder Congee (Seite 57 f.)
> 13.00 Uhr: Apfelmus
> (Seite 59)
> 15.00 Uhr: Tee mit Zwieback
> 17.00 Uhr: Reisschleimsuppe oder Congee (Seite 57 f.)
> 19.00 Uhr: Grießsuppe
> (Seite 58)
> 21.00 Uhr: ½ Tasse Milch mit Zwieback
> Nachtmahlzeit: Zwieback

Bei weiterem Abklingen der Beschwerden (spätestens nach 5 Tagen) Erweiterung der Kost durch:
- fettarmen Topfen
- Teigwaren
- altbackenes Weißbrot
- Toastbrot
- Biskotten
- Biskuit
- lockere, schwach gesüßte Aufläufe oder Puddinge wie Reisauflauf oder Grießpudding
- Apfelkompott, Birnenkompott

- Suppen der Aufbaukost (Grieß-, Einmach-, Gemüsecreme etc.), evtl. mit etwas Legierung aus Eigelb und Obers
- gedünstetes mildes Gemüse (z. B. Karotten, Erbsen, Zucchini, Fenchel, Spinat); milde, gekochte Salate (z. B. Selleriesalat, gekochter Karottensalat; schwach mit Essig oder Zitrone gesäuert), gedünsteten oder in Aluminiumfolie zubereiteten Fisch (Forelle, Scholle, Dorsch)
- gedünstetes Hühner- oder Kalbfleisch; milden, fettarmen Schinken

Anmerkungen:
- Es sollten nicht mehr als 40 g Butter oder gute Margarine oder Öl pro Tag als Aufstrich- und Kochfett verwendet werden.
- Gewürze:
    - Salz (wenig), etwas mildes Kräutersalz
    - alle Küchenkräuter
    - Zitrone, Essig (möglichst mild säuern)
- allmählicher Übergang auf Dauerkost

Beispiel eines Tageskostplanes etwa 1 Woche bis 10 Tage nach Beginn der Aufbaukost

7.00 Uhr:	Kräutertee	
	Toastbrot mit mildem Topfenaufstrich	
9.00 Uhr:	Biskotten	
12.00 Uhr:	Kräutertee	
	Zucchini-Hähnchen-Risotto	(Seite 76)
	Karottensalat gekocht	(Seite 106)
15.00 Uhr:	Vanillepudding	
18.00 Uhr:	Gemüsecremesuppe oder	(Seite 63)
	Haferflockensuppe legiert	(Seite 59)
	Toastbrot mit mildem Schinken	
21.00 Uhr:	Kräutertee	
	altbackenes Kipferl	
Nachtmahlzeit:	Reiswaffel	

Übergang Aufbaukost – Dauerkost
Beginnen Sie, Rezepte (ab Seite 86 ff.), die Ihnen bekömmlich erscheinen, mit den Speisen der Aufbaukost zu kombinieren.

- Achten Sie besonders auf richtiges Essverhalten (Seite 25).
- Die Ernährung sollte jetzt vollwertiger werden. Achten Sie darauf, dass Sie gemischte Kost verzehren.
- Beachten Sie die Regeln vernünftiger Ernährung (Seite 22).
- Berücksichtigen Sie individuelle Unverträglichkeiten oder Abneigungen gegen die eine oder andere Speise.

Es kann unter Speisen oder Nahrungsmitteln, die erfahrungsgemäß nie oder selten Beschwerden auslösen, gewählt werden:

Getränke:
- Wasser, Kräutertee, evtl. Milch oder Sojamilch, Sauermilch, Buttermilch, Malzkaffee, Ovomaltine, schwach angerührter Kakao, Karottensaft, kohlensäurefreie Mineralwässer

Gemüse:
- Karotten, Spinat, Kürbis, junge Fisolen/Bohnen, Erbsen, Zucchini, Fenchel, grüner Salat, Roter-Rüben-Salat, Selleriesalat, Karottensaft
- Kartoffeln: nur frisch zubereitet, Kartoffelpüree, Kartoffelschnee, Petersilienkartoffeln, Prinzesskartoffeln, Kartoffelauflauf

Obst:
- Für den Rohgenuss geeignet sind Bananen, Himbeeren (auch tiefgekühlt), Melone; säurearme, gut gekaute, evtl. geschabte Äpfel oder Birnen; schwach gesüßtes Kompott oder Mus von Äpfeln, Birnen, Pfirsichen oder Kirschen.
- Vermeiden Sie allzu saures Obst wie Kiwis oder Zitrusfrüchte.

Fisch:
- gedünstete, leicht angebratene oder in Brat- oder Aluminiumfolie zubereitete Fischspeisen: Forelle, Zander, Hecht, Dorsch, Scholle, Kabeljau, Seelachs; frisch oder tiefgekühlt

Milch und Milchprodukte:
- Topfen, Gervais, Philadelphia, Cottage Cheese, milder Schmelzkäse, milder Hartkäse wie Edamer Käse, Butter- oder Goudakäse
- Die Verträglichkeit von Milch ist sehr unterschiedlich. Am besten verträglich sind: mäßig gesüßte, gekochte Milchspeisen; Bifidus, Joghurt, Buttermilch, gekochte süße Milch, auch Molkegetränke.
- Pudding
- warme Milchspeisen

Fleisch:
- gekochte, gedünstete, in Brat- oder Aluminiumfolie zubereitete Fleischspeisen, Faschiertes: Huhn oder Pute, Kalbfleisch, gut abgelegenes Rindfleisch
- magerer, milder Schinken; milde, fettarme Wurstwaren
- milde, fettarme Rind- oder Hühnersuppe mit Einlage

Brot und Backwaren:
- Cerealien, Zwieback; leicht geröstetes, getoastetes Brot; alle nicht mehr ganz frischen Brotsorten; Reis, Teigwaren, Nockerln, mürbes Käsegebäck, lockere Knödel
- Mehlspeisen: schwach gesüßte, lockere Mehlspeisen (ohne Nüsse, mit wenig Schokolade), Biskuit, Aufläufe (Reis- oder Grießauflauf), Pudding, gerührte Teige (z. B. Marmorkuchen); weiche, abgelegene Mürbteige (z. B. mürbe Kekse), Blätterteig

Eier:
- als Legierung in Suppe oder Milchspeise; weiches Ei; verkocht zu Pudding, Auflauf, Mehlspeisen

Fette:
- mäßige bis normale Mengen Butter, gute Margarine, hochqualitative Speiseöle (Rapsöl, Maiskeimöl, Olivenöl)

Gewürze:
- Salz, Kräutersalz, alle Küchenkräuter, Kümmel, Anis, Zimt, Gewürznelken, Essig, Zitronensaft. Die Speisen sollten mäßig gewürzt und vor allem nicht zu sauer oder zu süß sein.

BEISPIELE FÜR TAGESKOSTPLÄNE DER AUFBAUKOST

1. Tag

1. Frühstück:	Milch oder Kräutertee	
	Altbackenes Kipferl, Butter	
2. Frühstück:	Zwieback, Karottensaft	
Mittagessen:	Nudelauflauf mit Erbsen	(Seite 73)
	Roter-Rüben-Salat, gekocht	
Jause:	Toastbrot, milder Topfenaufstrich	
Abendessen:	Gemüsecremesuppe	
	Apfelkompott	(Seite 62)
Nachtmahlzeit:	Zwieback	

2. Tag

1. Frühstück:	Malzkaffee	
	altbackenes Grahamweckerl mit Gervais	
2. Frühstück:	Zwieback, Kräutertee	
Mittagessen:	Naturschnitzel (Kalb)	(Seite 77)
	Fisolengemüse, natur	(Seite 82)
	Kartoffelpüree	(Seite 61)
Jause:	Joghurt	
Abendessen:	Avocadoaufstrich	(Seite 70)
	Baguette	
Nachtmahlzelt:	Zwieback	

3. Tag

1. Frühstück:	Tee	
	Mürbes Weckerl, Gervais und Schinken	
2. Frühstück:	Biskotten, Banane	
Mittagessen:	Fenchelcremesuppe	(Seite 65)
	Schollenfilet in Aluminiumfolie	(Seite 99)
	Gedünsteter Reis	
Jause:	Kekse, Birnenmus	

Abendessen:	Tee	
	Schafkäseecken	(Seite 72)
	Joghurt mit Früchten	
Nachtmahlzeit:	Zwieback	

Dauerkost
Rezepte Seite 86–110

- Vermeiden von Nahrungsmitteln, die häufig Probleme verursachen (Seite 22)
- Regeln für richtiges Essverhalten beachten (Seite 25)
- Ernährungszusammenstellung nach den Regeln der leichten Vollkost (Seite 22 ff.)

BEISPIELE FÜR TAGESKOSTPLÄNE DER DAUERKOST

1. Tag

1. Frühstück:	Kräutertee	
	Grahamweckerl	
	Butter	
	Kümmeltopfen	(Seite 69)
2. Frühstück:	Säurearmer, mürber Apfel	
	Kräutertee	
Mittagessen:	Gefüllte Zucchini	(Seite 97)
	Häuptelsalat	(Seite 106)
	Apfelkompott	(Seite 62)
Jause:	Biskuit, Kräutertee	
Abendessen:	Milde Linsensuppe	(Seite 87)
	Brot mit Schmelzkäse	
Nachtmahlzeit:	Zwieback, Milch	

2. Tag

1. Frühstück:	Kräutertee
	Kipferl, Butter
	Schinken

2. Frühstück:	Bananenfrappé	
Mittagessen:	Folienfisch mild	(Seite 75)
	Kartoffel-Karotten-Püree	(Seite 80)
	Vogerlsalat	
Jause:	Milchkaffee	
	Kipferl	
Abendessen:	Gemüsecremesuppe	(Seite 63 f.)
	Schinkenkäsetoast	
Nachtmahlzeit:	Zwieback	
	Milch	

3. Tag

1. Frühstück:	Kakao	
	Knäckebrot	
	Butter, Streichkäse	
2. Frühstück:	Bifidus; eine reife, säurearme Birne	
Mittagessen:	Fusilli mit Rucola	(Seite 95)
	Karottensalat roh	(Seite 106)
	Apfelmus	(Seite 59)
Jause:	Kekse	
Abendessen:	Tee	
	Hühnersuppe klassisch	(Seite 60)
	Grahamweckerl, Butter, Schinken	
Nachtmahlzeit:	Zwieback	
	Milch	

4. Tag

1. Frühstück:	Heller Schwarztee	
	Schwarzbrot	
	Butter, Edamer Käse	
2. Frühstück:	Kekse	
	Apfelkompott	(Seite 62)
Mittagessen:	Kartoffellaibchen mit Käse	(Seite 74)
	Chinakohlsalat	(Seite 90)
	Joghurt	

Jause:	Kräutertee	
	Biskuit	
Abendessen:	Selleriesuppe mit Gruyère	(Seite 88)
	Weißbrot	
Nachtmahlzeit:	Zwieback, Tee	

5. Tag

1. Frühstück:	Pfefferminztee	
	Käsetoast	(Seite 71)
2. Frühstück:	Banane	
Mittagessen:	Faschierter Braten	(Seite 104)
	Kartoffelpüree	(Seite 61)
	Erbsengemüse natur	(Seite 82)
	Bananen-Birnen-Salat	(Seite 84)
Jause:	Buttermilch	
	Grahamweckerl	
Abendessen:	Fischsuppe	(Seite 88)
	Weißbrot	
	Kräutertee	
Nachtmahlzeit:	Zwieback	

6. Tag

1. Frühstück:	Ovomaltine	
	Weißbrot	
	Butter, Schinken	
2. Frühstück:	Kräutertee	
	Kekse	
Mittagessen:	Gekochtes Rindfleisch	(Seite 77)
	Cremespinat	(Seite 82)
	Petersilienkartoffeln	(Seite 80)
	Birnenkompott	(Seite 62)
Jause:	Schokoladenpudding	(Seite 85)
Abendessen:	Zucchini mit Rührei	(Seite 70)
	Getoastetes Weißbrot	
Nachtmahlzeit:	Zwieback	

7. Tag

1. Frühstück:	Milch	
	Kipferl, Butter	
	Gervais	
2. Frühstück:	Melone, Biskotten	
Mittagessen:	Frittatensuppe	(Seite 66)
	Spinatnocken	(Seite 72)
	Roter-Rüben-Salat	(Seite 107)
Jause:	Fruchtsaft	
	Kekse	
Abendessen:	Grahamweckerl, Butter	
	Schinken	
	Weintrauben	
Nachtmahlzeit:	Zwieback, Kräutertee	

8. Tag

1. Frühstück:	Heller Schwarztee	
	Brioche	
2. Frühstück:	Karottensaft	
	Schinkenbrot	
Mittagessen:	Pute asiatisch	(Seite 100)
	Gemischter Salat	
Jause:	Obstschaum	(Seite 68)
Abendessen:	Kartoffelcremesuppe	(Seite 63)
	Birnen-Käse-Salat	(Seite 69)
Nachtmahlzeit:	Zwieback	

9. Tag

1. Frühstück:	Kräutertee	
	Knäckebrot, Butter	
	Butterkäse	
2. Frühstück:	Tee, Biskuit	
Mittagessen:	Lachs in Safransauce	(Seite 99)
	Reis	

Jause:	Buttermilch	
Abendessen:	Avocadoaufstrich	(Seite 70)
	Vollkornbrot	
Nachtmahlzeit:	Zwieback	

10. Tag

1. Frühstück:	Milch	
	Grahamweckerl	
	Butter	
	Schinkentopfen	(Seite 69)
2. Frühstück:	Apfelmus	
Mittagessen:	Tofu-Laibchen	(Seite 94)
	Sellerie-Kartoffel-Salat	(Seite 78)
	Melonensalat	(Seite 69)
Jause:	Heller Schwarztee	
	Brioche	
Abendessen:	Karottensuppe mit Mandeln	(Seite 88)
	Vollkornbrot mit Topfenaufstrich	
Nachtmahlzeit:	Zwieback	

😊 TEEPAUSE

> 😊 … besonders zu empfehlen auch in der Rekonvaleszenz nach der Gallenblasenentfernung.

TEE

Die unten genannten Teesorten können Sie direkt über Ihre Apotheke oder ein Reformhaus beziehen. Die Mischungen werden Ihnen nach Wunsch zubereitet und abgepackt. Sie können die Sorten abwechseln oder bei Ihrer bevorzugten Sorte bleiben. Selbstverständlich sind diese Teesorten weit über die Beschwerdephase hinweg uneingeschränkt für Sie empfehlenswert.

Fencheltee
1–3 TL Fenchelsamen mit etwa 1 l kochendem Wasser übergießen, zudecken und nach 10 Min. abseihen. Mehrere Tassen über den Tag verteilt mäßig warm trinken.

Fenchel-/Kümmeltee
½ TL Kümmel und 2 TL Fenchel mit 1 l kochendem Wasser übergießen, zudecken und nach 10 Min. abseihen. Mehrere Tassen über den Tag verteilt mäßig warm trinken.

Gallenteemischung 1 (wohlschmeckend & krampflösend)
2 TL der Teemischung, die zu gleichen Teilen aus Schafgarbe, Kamille und Pfefferminz besteht, mit ½ l kochendem Wasser übergießen, zudecken und nach 10 Min. abseihen. Mehrere Tassen über den Tag verteilt mäßig warm trinken.

Gallenteemischung 2 (wohlschmeckend & krampflösend)
2 TL der Teemischung, die zu gleichen Teilen aus Schafgarbe, Pfefferminz, Johanniskraut und Melissenblättern besteht, mit ½ l kochendem Wasser übergießen, zudecken und nach 10 Min. abseihen. Mehrere Tassen über den Tag verteilt mäßig warm trinken.

Kamillenblütentee
1 EL Kamillenblüten pro Tasse Tee mit entsprechender Menge kochendem Wasser übergießen, zudecken und nach 10 Min. abseihen. Mehrere Tassen über den Tag verteilt trinken.

Ringelblumentee
1–2 TL Ringelblumenblüten mit ½ l kochendem Wasser übergießen, zudecken und nach 10 Min. abseihen. Mehrere Tassen über den Tag verteilt trinken.

SUPPEN

Schleimsuppe aus Reis

Zutaten für 4 Portionen:
8 EL Reis
1 l Wasser oder milde Brühe
1–2 EL Kochfett
Salz

Zubereitung:
Den Reis mit kaltem Wasser oder Brühe 1½ Std. lang auf kleiner Flamme kochen. Ab und zu kaltes Wasser nachgießen. Gelegentlich umrühren und mit dem Schneebesen die Reiskörner etwas zerschlagen. Die Suppe durch ein Sieb streichen, mit Wasser zur gewünschten Konsistenz bringen, noch einmal aufkochen, eventuell mit Salz nachwürzen und mit Butter oder Margarine abschmecken.

> **TIPP für die Aufbaukost:**
> Sie können in diese Suppe zum Schluss mit dem Schneebesen ein Eigelb einrühren.

Schleimsuppe aus Haferflocken

Zutaten für 2 Portionen:
2 EL Hafer- oder Schmelzflocken
½ l Wasser oder milde Gemüse- oder Hühnerbrühe
Salz bei Bedarf
1 EL Kochfett

Zubereitung:
Die Haferflocken mit kaltem Wasser oder Brühe zustellen und 1 Std. lang auf kleiner Flamme kochen. Die Suppe leicht durch ein Sieb streichen, mit Wasser zur gewünschten Konsistenz bringen, noch einmal aufkochen und mit Salz und Butter abschmecken. Diese Suppe eignet sich hervorragend für die erste Nahrungsaufnahme in der späten Teepause.

> **TIPP für die Aufbaukost:**
> Schleimsuppen können durch die Zugabe von gekochten Karotten, Zucchini oder Spinat und anschließendes Pürieren erweitert werden. Diese Zutaten verleihen der Suppe eine ansprechende Farbe.

Reis-Congee (Chinesischer Reisbrei – altes traditionelles Rezept)

Zutaten für 3–4 Portionen:
100 g Vollkornreis oder weißer Reis
1 l Wasser

Zubereitung:
Den Reis mit kaltem Wasser aufgießen und in einem weiten hohen Topf (beim Kochen schäumt der Reis; im kleinen Topf würde es überkochen) mit gut verschließbarem Deckel 3–4 Std. lang mild kochen. Bei Bedarf immer wieder mit etwas Wasser aufgießen und leicht salzen. Das Reis-Congee kann für 3–4 Tage vorgekocht werden.

► **WISSEN:** *Das Rezept entstammt der alten chinesischen Medizin, zählt zu den bekömmlichsten Speisen der Welt und hat eine wunderbar heilende, entlastende Wirkung auf Magen und Darm. Diese Breisuppe kann über den Tag verteilt gut warm verzehrt werden und eignet sich wunderbar für die Teepause.*

Reis-Congee mit Karotten und Fenchel

Zutaten für 3–4 Portionen:
100 g Vollkornreis oder weißer Reis
1 l Wasser
1 Karotte
½ Fenchelknolle

Zubereitung:
Der noch kalten Mischung klein geschnittene Karotten und Fenchelstücke beimengen und alles 3–4 Std. lang bei geschlossenem Deckel mild kochen. Bei Bedarf immer wieder mit etwas Wasser aufgießen und leicht salzen.

Milde Grießsuppe

Zutaten für 2 Portionen:
4 EL Grieß (Weizen oder Dinkel)
2 EL Butter
½ l Gemüse- oder Fleischbrühe
Petersilie

Zubereitung:
Den Grieß in Kochfett hell anlaufen lassen, mit Brühe aufgießen und weich kochen (etwa 10 Min. lang). Abschließend würzen und mit gehackter Petersilie servieren.

Haferflockensuppe

Zutaten für 1 Portion:
2 EL Haferflocken
1–2 EL Kochfett
Salz
Petersilie
evtl. 1 Eigelb
evtl. 2 TL Sahne
½ l Brühe (Gemüse/Fleisch)

Zubereitung:
Die Haferflocken bzw. das Hafermark in Kochfett hell anlaufen lassen, mit Brühe aufgießen und weich kochen (etwa 10 Min. lang), würzen und mit gehackter Petersilie servieren.

KLEINE KALTE UND WARME SPEISEN

Apfelmus

Zutaten für 1 Portion:
100 g mürbe Äpfel
1 EL Butter
1 TL Zucker
evtl. etwas Zitronensaft

Zubereitung:
Den Zucker in der Butter hell anschwitzen lassen. Die geschälten Apfelspalten, etwas Wasser und Zitronensaft hinzufügen und bis zum Zerfallen dünsten. Die Apfelstücke eventuell mit einer Gabel noch zusätzlich zerkleinern oder mit dem Pürierstab pürieren.

Birnenmus

Zutaten für 4 Portionen:
6 reife Birnen
4 EL Zucker oder Honig
Saft von einer ½ Zitrone
1 kleine Zimtstange
etwas Wasser

Zubereitung:
Die Birnen schälen, entkernen und klein schneiden. Mit den übrigen Zutaten und etwas Wasser zugedeckt sanft weich dünsten. Die Zimtstange entfernen und alles fein pürieren.

Topfen-Käse-Aufstrich

Zutaten für 2–3 Portionen:
250 g (1 Becher) Topfen
80 g Edamer Käse oder Goudakäse
2 EL Sauerrahm
Salz

Zubereitung:
Den Topfen mit dem Sauerrahm und dem fein geriebenen Käse verrühren und bei Bedarf salzen.

😊 ÜBERGANG TEEPAUSE – AUFBAUKOST

SUPPEN

Kümmelsuppe

Zutaten für 1 Portion:
2 EL Mehl
1–2 EL Kochfett
2 TL Kümmel (evtl. gemahlen)
Salz und ½ l Wasser
evtl. leicht geröstete Semmelwürfel

Zubereitung:
Das Mehl und den Kümmel in dem geschmolzenen Kochfett hell anlaufen lassen, mit Wasser aufgießen, die Suppe gut verkochen und salzen. Geröstete Semmelwürfel können als Suppeneinlage gereicht werden.

Klassische Hühnersuppe

Zutaten für 4 Portionen:
1 Suppenhuhn (ganz)
1–2 Stk. Suppengrün (Karotten, Sellerie, Petersilie)
evtl. 1 Stück frischer Ingwer (fingergroß)
evtl. 2 Lorbeerblätter

Zubereitung:
Den Ingwer schälen und in Scheiben schneiden. Das Gemüse putzen und in mundgerechte Stücke schneiden. Das ganze Huhn mit allen Zutaten in einen ausreichend großen Topf schichten und mit Wasser aufgießen, bis das Huhn reichlich bedeckt ist. Auf mittlerer Flamme rund 1½ Std. lang kochen. Mit Salz abschmecken.
Für die Teepause eignet sich nur die abgeseihte Brühe ohne Fleisch und Gemüse. Für die Aufbaukost oder die Dauerkost das Huhn herausnehmen, das Fleisch sorgfältig von den Knochen lösen und in mundgerechte Stücke schneiden. Das Fleisch zurück in die Suppe geben und servieren.

> ⋯▸ **TIPP:** Sie können Suppennudeln oder gekochten Reis als Suppeneinlage dazureichen.

Gemüsebrühe mit Toast

Zutaten für 2 Portionen:
3 Karotten (fein geraspelt)
1 l Gemüsebrühe
2 Toastbrotscheiben (im Ofen gebacken)
25 g geriebener Käse

Zubereitung:
Die Gemüsesuppe mit den geriebenen Karotten etwa 5 Min. lang garen. Im Suppenteller die geviertelten Toastbrotscheiben anrichten, mit Käse bestreuen und mit Suppe übergießen.

Variante:
Verwenden Sie statt geriebener Karotten eine geriebene Zucchini.

Grießnockerln

Zutaten für 5 Portionen:
1 Ei
3–4 EL Kochfett
100 g Grieß
Salz
Muskat
Petersilie

Zubereitung:
Ei, Kochfett, Grieß, Salz, Muskat und die gehackte Petersilie gut verrühren. Die Masse ½ Std. lang rasten lassen. Kleine Nockerln formen und in leicht kochende

Suppe einlegen. Zugedeckt 10 Min. lang leicht kochen und 20 Min. lang in der Suppe ziehen lassen.

Biskuitschöberl

Zutaten für 4 Portionen:
3 Eier
60 g Mehl
etwas Salz

Zubereitung:
Das Eiweiß zu einem steifen Schnee schlagen. Anschließend Eigelb, Mehl und Salz vorsichtig unterziehen. Die Schöberlmasse in eine befettete, bemehlte Form geben und bei 220°C ca. 10 Min. lang backen. In Rhomben geschnitten servieren. Sie können diese geschnittenen Schöberl gut einfrieren und bei Bedarf verwenden.

Varianten:
Schinkenschöberl: Eine Scheibe Schinken sehr fein schneiden und unter die Masse mischen.
Käseschöberl: Zirka 50 g Käse reiben und unter die Masse mischen.
Kräuterschöberl: Beliebige Kräuter (z. B. Schnittlauch, Petersilie, Kerbel etc.) fein hacken und zirka 1 EL unter die Masse mischen.

Milde Karottensuppe

Zutaten für 4 Portionen:
3–4 Karotten
1 l Gemüsebrühe (mild)
1 TL Butter

Zubereitung:
Die Karotten schälen und in feine Scheiben schneiden. Die Butter in einem Topf erwärmen und die Karotten sanft anschwitzen. Mit Brühe aufgießen und bei geschlossenem Deckel gar kochen. Die Suppe fein pürieren und eventuell mit einer Suppeneinlage (siehe oben) servieren.

KLEINE KALTE UND WARME SPEISEN

Kartoffelpüree

Zutaten für 2 Portionen:
3–4 große, mehlig kochende Kartoffeln
Milch
Butter
Salz
Petersilie

Zubereitung:
Die Kartoffeln schälen und in gesalzenem Wasser gar kochen. Das Wasser abgießen und die Kartoffeln zerquetschen (z. B. mit einem Püreestampfer). Nach und nach Milch hinzufügen und 1 großen EL Butter daruntermischen. Abschmecken und mit der Milch bis zur gewünschten Konsistenz verrühren. Abschließend Petersilie darüberstreuen. Wahlweise können Sie dazu eine Scheibe milden Schinken servieren.

Kartoffelschnee

Zutaten für 1 Portion:
200 g Kartoffeln (geschält)
20 g Kochfett
Salz
Petersilie

Zubereitung:
Die ohne Schale gekochten Kartoffeln durch ein Passiersieb auf den angewärmten Portionsteller drücken, mit geschmolzenem Kochfett beträufeln und mit Salz und gehackter Petersilie würzen.

Apfelkompott

Zutaten für 4 Portionen:
500 g Äpfel
½ l Wasser
Schale von einer ½ Zitrone
2 EL Zucker
1 Zimtstange
evtl. 2 Gewürznelken

Zubereitung:
Die Äpfel schälen, entkernen und nach Wunsch zerkleinern. Mit Wasser und den Gewürzen aufkochen und weich dünsten (5 Min. lang). Abkühlen lassen und servieren.

Birnenkompott

Zutaten für 4 Portionen:
500 g Birnen
¼ l Wasser
1 Zimtstange
1 Hand voll Rosinen
evtl. 1 Nelke
etwas Honig

Zubereitung:
Die Birnen vierteln, schälen, entkernen und in die gewünschte Größe schneiden. Mit dem Wasser und den Gewürzen aufkochen und 5 Min. lang garen. Abkühlen und abschmecken.

Milchreis

Zutaten für 1 Portion:
½ l Milch
40 g (ca. 4–5 EL) Reis
1–2 EL Zucker
evtl. Butter
evtl. Zimt
evtl. Kakao
evtl. Schokolade

Zubereitung:
Die Milch mit dem Reis zum Kochen bringen und auf kleiner Flamme so lange kochen, bis der Reis weich ist. Wird der Milchreis zu dick, Milch nachgießen. Süßen und noch 2 Min. lang kochen. Der Milchreis kann mit Butter oder mit Kakao und Zucker oder mit Zimt und Zucker serviert werden.

Milchgrieß

Zutaten für 1 Portion:
½ l Milch
3–4 EL Grieß
1–2 EL Zucker
evtl. Butter oder Zimt

Zubereitung:
Die Milch zum Kochen bringen, den Grieß einlaufen lassen, 8 Min. lang kochen, süßen und weitere 2 Min. lang kochen. Der Milchgrieß kann abschließend mit etwas Butter oder Zimt und Zucker oder Kakao und Zucker oder mit geriebener Zitronenschale bestreut werden.

😊 AUFBAUKOST

> 😊 ... besonders zu empfehlen bis zu 4 Wochen nach der Operation, wenn noch Verdauungsbeschwerden auftreten.

SUPPEN

Gemüsecremesuppen

> **TIPP:** Für die Aufbaukost kann die Menge an Obers reduziert werden und stattdessen mehr Suppe verwendet werden. Die Suppe wird dann dünner und weniger gehaltvoll.
> Als fettreduzierte Alternative zu Obers oder Crème fraîche können Sie die mehrheitlich pflanzliche Crème fine (Rama) verwenden.

Kartoffelcremesuppe

Zutaten für 3–4 Portionen:
3 große oder 4 mittlere Kartoffeln
½ Zwiebel (fein gehackt)
¾ l Gemüse- oder Hühnerbrühe
2 EL Obers oder Crème fraîche
Salz
Majoran
1 EL Kochfett

Zubereitung:
Die Kartoffeln schälen und kleinwürfelig schneiden. Die fein gehackte Zwiebel in Kochfett leicht anschwitzen, die Kartoffeln dazugeben und mitschwitzen lassen. Mit Suppe und Obers aufgießen und weich garen. Mit dem Pürierstab cremig rühren und mit Gewürzen abschmecken.

Zucchinicremesuppe

Zutaten für 4 Portionen:
2 mittlere Zucchini
½ Zwiebel (fein gehackt)
¾ l Gemüse- oder Hühnersuppe
2 EL Obers oder Crème fraîche
1 EL Kochfett
frischer Thymian
Salz

Zubereitung:
Die Zucchini klein würfeln, die Zwiebel in Kochfett anschwitzen. Zucchini und einige Blätter Thymian hinzufügen und kurz mitbraten. Mit Suppe und Obers aufgießen und gar kochen. Mit einem Pürierstab cremig rühren und mit Salz abschmecken.

Kürbiscremesuppe

Zutaten für 4 Portionen:
2 große Hand voll Kürbisfleisch
½ Zwiebel (fein gehackt)
¾ l Gemüse- oder Hühnersuppe
2 EL Obers oder Crème fraîche
1 EL Kochfett
Salz
Muskat

Zubereitung:
Den Kürbis kleinwürfelig schneiden, die Zwiebel in Kochfett anschwitzen. Das Kürbisgemüse beimengen, kurz mitbraten und mit Suppe und Obers aufgießen. Weich garen und mit dem Pürierstab cremig rühren. Mit Salz und Muskat gut abschmecken.

Kürbiscremesuppe exotisch

Zutaten für 3–4 Portionen:
2 große Hand voll Kürbisfleisch
½ Zwiebel (klein gehackt)
¾ l Suppe
125 g Kokosmilch
1 EL Kochfett
evtl. milder Curry
evtl. Koriander
evtl. Salz

Zubereitung:
Den Kürbis klein würfeln, die Zwiebel in Kochfett anschwitzen, das Kürbisgemüse beifügen, kurz mitbraten und mit Suppe und Kokosmilch aufgießen. Weichkochen und mit dem Pürierstab cremig rühren. Mit Curry und Koriander fein abschmecken.

> **TIPP:** Diese Suppe eignet sich aufgrund der Gewürze erst in der späten Aufbaukost.

Tomatencremesuppe

Zutaten für 4 Portionen:
4–5 große, reife Tomaten
½ Zwiebel (klein gehackt)
¾ l Gemüse- oder Hühnerbrühe
1 EL Olivenöl
2 EL Obers oder Crème fraîche
Salz, frisches Basilikum

Zubereitung:
Tomaten mit kochendem Wasser überbrühen, häuten, entkernen und klein schneiden. Zwiebel in Olivenöl anschwitzen, Tomaten dazugeben, mit Suppe und Obers aufgießen und gut durchkochen. Mit dem Pürierstab cremig rühren und abschmecken. Mit frischem Basilikum bestreuen.

Karottencremesuppe

Zutaten für 4 Portionen:
2–3 große Karotten
½ Zwiebel (fein gehackt)
¾ l Suppe
2 EL Obers oder Crème fine
1 EL Kochfett
Salz
½ TL Zucker
evtl. frischer Ingwer (daumengroß)

Zubereitung:
Karotten schälen und klein würfeln, Zwiebel in Kochfett anschwitzen, Karotten hinzufügen und mit dem Zucker kurz anbraten. Den geschälten, geriebenen Ingwer dazugeben und mit Suppe und Obers aufgießen. Die Karotten weich kochen und mit dem Pürierstab cremig rühren.

Selleriecremesuppe

Zutaten für 4 Portionen:
½ große Sellerieknolle
½ Zwiebel (fein gehackt)
¾ l Suppe
2 EL Obers oder Crème fine
1 EL Kochfett
Salz
Muskat

Zubereitung:
Den Sellerie schälen und klein würfeln, die Zwiebel in Kochfett anschwitzen. Den Sellerie dazugeben, kurz mitbraten und mit Suppe und Obers aufgießen. Das Gemüse weich kochen und mit dem Pürierstab cremig rühren. Mit Salz und Muskat abschmecken.

Fenchelcremesuppe

Zutaten für 4 Portionen:
1 große Knolle Fenchel
½ Zwiebel (fein gehackt)
¾ l Suppe
2 EL Obers oder Crème fine
1 EL Kochfett
Salz
Muskat

Zubereitung:
Den Fenchel klein würfeln, das Fenchelgrün aufbewahren. Die Zwiebel in Kochfett anschwitzen. Den Fenchel dazugeben, kurz mitbraten und mit Suppe und Obers aufgießen. Das Gemüse weich kochen und mit dem Pürierstab cremig rühren. Mit Salz und Muskat abschmecken.

Dinkelflockensuppe

Zutaten für 2 Portionen:
75 g Dinkelflocken
1–2 EL Kochfett
100 g Kefir
½ l Gemüsebrühe
frische Kräuter

Zubereitung:
Die Dinkelflocken mit Kochfett leicht anrösten und anrichten. Das Kefir und die fein gehackten frischen Kräuter, wie z. B. Kresse oder Petersilie, darüberstreuen und mit heißer Gemüsebrühe übergießen.

Heiße Gurkensuppe

Zutaten für 1 Portion:
150 g Gurken
⅛ l Wasser oder Brühe
je 40 g Joghurt/Sauerrahm
Salz
frische Kräuter, z. B. Dill
1 EL Mehl
1 EL Kochfett
Kümmel

Zubereitung:
Die Gurken grob reißen. Joghurt und Sauerrahm versprudeln, salzen und die gehackten Kräuter beimengen. Eine helle Einbrennsuppe aus Mehl, Kochfett, Kümmel und der Brühe zubereiten, die Gurken untermischen und die Joghurtmischung einrühren. Abschließend noch einmal aufkochen.

Hühnereinmachsuppe

Zutaten für 2 Portionen:
1 Hühnerbrustfilet
1 EL Mehl
1 EL Kochfett
Wurzelgemüse
Zwiebel
optional 1 EL Sahne
Salz
Muskat
Petersilie

Zubereitung:
Das Huhn mit Wurzelgemüse, Zwiebel und Salz in Wasser weich kochen. Das Filet mundgerecht schneiden. Eine helle Einmach aus Mehl und Kochfett mit dem Hühnerkochwasser aufgießen und mit dem Hühnerfleisch gut verkochen. Mit Salz, Muskat und gehackter Petersilie würzen.

> **TIPP:** Die Suppe kann mit Sahne legiert werden. Zur Suppe passen auch Suppennudeln als Einlage.

Kalbseinmachsuppe

Zutaten für 1 Portion:
100 g Kalbfleisch
1 EL Mehl
1 EL Kochfett
Wurzelgemüse
Zwiebel
1 EL Sahne
Salz
Muskat
Petersilie

Zubereitung:
Das Kalbfleisch mit Wurzelgemüse, Zwiebel und Salz im Wasser weich kochen. Das Fleisch mundgerecht schneiden. Eine helle Einmach aus Mehl und Kochfett zubereiten und mit der Kalbsuppe aufgießen. Das Fleisch dazugeben und alles gut verkochen. Mit Salz, Muskat und gehackter Petersilie würzen.

> **TIPP:** Die Suppe kann mit Sahne legiert werden. Zur Suppe passen auch Suppennudeln als Einlage.

Suppeneinlagen für milde, eher fettarme Hühner-, Gemüse- oder Rindsuppen

Frittaten

Zutaten für 4 Portionen:
2 Eier
6 EL glattes Mehl
$1/8$ l Milch
1 TL Salz
Öl

Zubereitung:
Eier, Milch, Mehl und Salz glatt rühren. In einer flachen Pfanne Öl erhitzen und den Palatschinkenteig dünn einfließen lassen. Beidseitig goldbraun backen. So lange wiederholen, bis der gesamte Teig verbraucht ist. Die Palatschinken erkalten lassen und in dünne Streifen schneiden. Die Frittaten in die Suppe geben, mit Schnittlauch bestreuen und sofort servieren. Die Frittaten eignen sich zum Tiefgefrieren.

Goldwürfel

Zutaten für 2 Portionen:
1 Semmel
1 Ei
Salz

Zubereitung:
Salz und Ei mit einer Gabel verrühren. Die in Scheiben geschnittene, altbackene Semmel in die Eimasse legen und ansaugen lassen. Die Semmelscheiben auf ein befettetes Backblech legen und goldgelb backen. In Würfel schneiden.

Käseschnitten I

Zutaten für 2 Portionen:
1 Semmel
30 g Edamer Käse
2 EL Kochfett
1 Eigelb
Salz
Muskat

Zubereitung:
Eigelb, den geriebenen Käse, Kochfett und die Gewürze verrühren. Die Käsemasse auf Semmelscheiben streichen und im Backrohr backen. In Streifen geschnitten als Suppeneinlage reichen.

Käseschnitten II

Zutaten für 2 Portionen:
2 Toastscheiben
2 Scheiben Gouda/Emmentaler Käse

Zubereitung:
Die Toastscheiben mit Käse belegen und bei 200° C backen, bis der Käse goldbraun geschmolzen ist. Die Scheiben nach Bedarf schneiden und in der Suppe servieren.

Grünkernnockerln

Zutaten für 5 Portionen:
100 g fein geschroteter Grünkern (z. B. aus dem Reformhaus)
1 Ei
3 EL Kochfett
¼ l Wasser
Muskat (gerieben)
Salz
Thymian

Zubereitung:
Das Wasser zum Kochen bringen, das Kochfett einrühren und den Grünkernschrot einrühren. Die Hitze reduzieren und so lange rühren, bis sich die Masse als glatter Kloß vom Boden des Topfes löst. Abkühlen lassen und das Ei untermengen. Mit einem Löffel Nockerln ausstechen und in der gewünschten Brühe ca. 20 Min. lang ziehen lassen.

KLEINE SPEISEN

Apfelreis

Zutaten für 1 Portion:
75 g Reis
100 g mürbe, abgelegene Äpfel
1 EL Kochfett
1 TL Zucker
Salz
Zimt
Zucker
¼ l Wasser
evtl. Zitronensaft

Zubereitung:
Den Reis in leicht gesalzenem, kochendem Wasser einkochen und kernweich dünsten. Kochfett und Zucker etwas anlaufen lassen. Die geschälten, würfelig geschnittenen Äpfel hinzufügen und im eigenen Saft, eventuell mit 2 EL Wasser, kernweich dünsten. Die Äpfel unter den Reis heben, noch einmal erwärmen, zugedeckt ausdünsten lassen und mit Zimt und Zucker servieren. Nach Wunsch mit Zitronensaft beträufeln.

Apfel-Chicorée-Rohkost

Zutaten für 2 Portionen:
200 g mürbe, abgelegene Äpfel
100 g Chicorée
Zitronensaft
1 EL Sahne
1 EL Joghurt
Salz, Pfeffer

Zubereitung:
Die geschälten Äpfel dünnblättrig, den Chicorée feinstreifig schneiden, miteinander vermengen und mit reichlich Zitronensaft marinieren. Den Salat anrichten. Je 1 EL Sahne und Joghurt darüberträufeln. Würzen.

Roter-Rüben-Salat gekocht

Zutaten für 3 Portionen:
2 rote Rüben (ungekocht)
1 TL Kümmel (ganz)
Salz
Pfeffer
Essig
Zucker

Zubereitung:
Die roten Rüben gut reinigen und in Wasser bei geschlossenem Deckel gar kochen (ca. 30–40 Min. lang, je nach Größe). Etwas Kochwasser aufbewahren. Die Rüben abkühlen lassen, schälen und in dünne Scheiben schneiden. Das Kochwasser mit 1 EL Essig, Kümmel, Salz und etwas Zucker verrühren, aufkochen lassen und über die Rüben gießen. Dieser Salat kann gut verschlossen eine Woche lang im Kühlschrank konserviert werden.

Zucchinisalat gekocht

Zutaten für 3 Portionen:
2 Zucchini
Olivenöl
Weinessig
Salz, Pfeffer

Zubereitung:
Die Zucchini in 5 mm dicke Scheiben schneiden und im kochenden Wasser ca. 4 Min. lang blanchieren. Abgießen und die Zucchini mit Öl und Essig sowie den Gewürzen gut abschmecken. Der Salat kann lauwarm oder kalt serviert werden.

Fenchelsalat gekocht

Zutaten für 2–3 Portionen:
2 mittlere Fenchelknollen
Olivenöl
Weinessig
Salz, Pfeffer

Zubereitung:
2 Fenchelknollen säubern und in 5 mm dicke Streifen schneiden. In Salzwasser bissfest kochen und abseihen. Noch warm marinieren und ziehen lassen.

Obstschaum

Zutaten für 2 Portionen:
1 Eiweiß
2 EL Zucker
100 g Fruchtmus (z. B. von Hipp)

Zubereitung:
Eiweiß und Zucker steif aufschlagen, das Fruchtmus unterheben.

Birnen-Käse-Salat

Zutaten für 1–2 Portionen:
100 g Edamer Käse
100 g mürbe, abgelegene Birnen
Zitronensaft
2 EL Joghurt
Muskat, Salz

Zubereitung:
Käse und Birnen in feine Streifen schneiden, die Birnen mit Zitronensaft beträufeln. Die Streifen miteinander vermengen. Mit Joghurt und den angegebenen Gewürzen vermischen.

Melonensalat

Zutaten für 1 Portion:
150 g Honigmelone
1 TL Honig
evtl. etwas Limettensaft

Zubereitung:
Das Melonenfruchtfleisch stiftelig oder kleinwürfelig schneiden. Den Honig in 2 EL heißem Wasser auflösen und über die Frucht geben. Evtl. mit einigen Tropfen Limettensaft oder etwas Limettenfruchtfleisch würzen.

Schinkentopfen

Zutaten für 2–3 Portionen:
250 g Topfen
2 EL Sauerrahm
1 EL weiches Kochfett
2–3 Scheiben Schinken
Salz, Petersilie oder Schnittlauch

Zubereitung:
Den Topfen mit dem Sauerrahm, dem Kochfett, dem fein gehackten Schinken und den angegebenen Gewürzen vermengen.

Kräutertopfen

Zutaten für 2–3 Portionen:
250 g (1 Becher) Topfen
2 EL Sauerrahm
1 EL Kochfett
Salz
1–2 EL frische, gemischte Kräuter

Zubereitung:
Den Topfen mit Rahm und Kochfett gründlich mischen und mit den klein geschnittenen Kräutern und Salz abschmecken.

Kümmeltopfen

Zutaten für 2–3 Portionen:
250 g (1 Becher) Topfen
2 EL Sauerrahm
1 EL Kochfett
1–2 TL Kümmel
Salz

Zubereitung:
Die Zutaten gut vermengen und abschmecken.

Topfen-Käse-Aufstrich

Zutaten für 2–3 Portionen:
250 g Topfen
80 g Edamer Käse oder Goudakäse (fein gerieben)
2 EL Sauerrahm
Salz
Muskat

Zubereitung:
Die Zutaten gut vermengen und abschmecken.

Avocadoaufstrich

Zutaten für 2 Portionen:
1 reife Avocado
Petersilie (gehackt)
2 EL Sauerrahm
Salz
evtl. Saft von 1 Zitrone
evtl. 1 TL milder Senf

Zubereitung:
Das Avocadofruchtfleisch ausschälen und in eine Schüssel geben. Mit den restlichen Zutaten vermengen und fein pürieren.

> **TIPP:** Der Avocadoaufstrich passt zu diversen Broten als Zwischen- oder Abendmahlzeit. Er kann aber auch zu heißen Pellkartoffeln als Hauptgericht gereicht werden. Probieren Sie den Aufstrich auch einmal mit locker untergemischtem Thunfisch (natur aus der Dose).

Schafkäseaufstrich mild

Zutaten für 2–3 Portionen:
200 g Schafkäse (mild)
100 g Topfen (mager)
evtl. Salz, Pfeffer
½ TL frische Kräuter nach Wahl

Zubereitung:
Den Schafkäse mit einer Gabel zerdrücken und mit den restlichen Zutaten gut vermengen.

Pochierte Eier

Zutaten für 1 Portion:
2 Eier
Essig
Salz

Zubereitung:
Wasser mit etwas Essig und Salz zum Kochen bringen. Die Eier in einen Schöpflöffel schlagen und ins kochende Wasser legen. 3 Min. lang kochen lassen.
Das pochierte Ei kann in der beginnenden Aufbaukost mit einem Toastbrot serviert werden. In der Dauerkost kann es auf gemischtem Salat als leichtes Mittag- oder Abendessen gereicht werden.

Zucchini mit Rührei

Zutaten für 2 Portionen:
1 Zucchini (mittelgroß)
4 Eier
1 EL Kochfett
Petersilie oder andere frische Kräuter
Salz

Zubereitung:
Die dünn in Scheiben geschnittene Zucchini langsam in Kochfett anschwitzen und mit etwas Wasser weich dünsten. Wenn das Wasser verkocht ist, die verquirlten Eier untermischen und rühren, bis das Ei stockt, aber noch saftig ist. Mit Salz abschmecken und mit Kräuter bestreuen.

Rührei mit Rucola und Kräutern

Zutaten für 3 Portionen:
1 Hand voll Rucola (fein geschnitten)
3 Eier
Petersilie
Oregano
1 EL Kochfett
Salz

Zubereitung:
Das Kochfett in einer Pfanne erhitzen und die verquirlten, leicht gesalzenen Eier einrühren, die Kräuter und den Rucola unterheben und die Eier stocken lassen. Mit getoastetem Weißbrot servieren.

Schinkensoufflé

Zutaten für 1 Portion:
ca. ⅛ l Milch
3 EL Kochfett
2 EL Mehl
2 Eier
50 g Schinken
Salz
Muskat

Zubereitung:
Das Mehl im Kochfett hell anlaufen lassen, mit Milch aufgießen und gut verkochen (Béchamel). Unter das etwas überkühlte Béchamel den sehr fein geschnittenen oder gehackten Schinken, die Gewürze, das Eigelb und den steif geschlagenen Schnee der zwei Eiweiß ziehen. In einer befetteten, bemehlten Auflaufform backen und gleich servieren.

Käsetoast

Zutaten für 2 Portionen:
4 Scheiben Toastbrot
3 EL Kochfett
50 g Edamer Käse oder Goudakäse
1 Ei
Salz
Muskat

Zubereitung:
Kochfett, geriebener Käse, Salz und Muskat werden verrührt und auf die Toastscheiben gestrichen. Anschließend im heißen Backrohr überbacken.

Schinkenkäsetoast

Zutaten für 2 Portionen:
4 Scheiben Toastbrot
3 EL Kochfett
50 g Edamer Käse oder Goudakäse (gerieben)
1 Ei
1 Scheibe Schinken (fein gewürfelt geschnitten)
Salz
Muskat

Zubereitung:
Die Zutaten gut verrühren und auf die Toastscheiben streichen. Im heißen Backrohr überbacken.

Schinkenkipferl

Zutaten für 2 Portionen:
tiefgekühlter Blätterteig
100 g magerer Schinken
Petersilie oder Majoran
evtl. 1 Ei

Zubereitung:
Für die Schinkenfülle den Schinken sehr fein schneiden oder wiegen. Die gehackte Petersilie oder den Majoran beimengen und abschmecken. Aus dem tiefgekühlten Blätterteig Rechtecke von etwa 8 cm Seitenlänge schneiden, diese in der Mitte mit Schinkenfülle belegen, an einer Ecke beginnend leicht einrollen, zu Kipferln formen, mit zerstoßenem Ei bestreichen und bei 220° C 10 Min. backen.

Schafskäseecken

Zutaten für 2 Portionen:
tiefgekühlter Blätterteig
150 g milder Schaf- oder Ziegenkäse
1 EL Sauerrahm
Petersilie
Oregano
evtl. 1 Ei

Zubereitung:
Die Fülle aus dem zerstoßenen Käse, Sauerrahm und den Gewürzen herstellen. Aus dem Blätterteig Quadrate von etwa 8 cm Seitenlänge ausschneiden, in die Mitte mit einem Löffel etwas Füllung geben, zum Dreieck formen und den Rand gut festdrücken. Mit dem verquirlten Ei bestreichen und bei 220° C etwa 10 Min. lang backen.

VEGETARISCHE SPEISEN

Kartoffel-Spinat-Nocken

Zutaten für 2–3 Portionen:
300 g mehlige Kartoffeln
5 EL Grieß
2 Eigelb
2 EL Kochfett
100 g Spinat
Salz
Muskat

Zubereitung:
Aus den gekochten, passierten Kartoffeln, dem Grieß, Eigelb und Kochfett einen Kartoffelteig zubereiten. Den Spinat blanchieren, fein schneiden und mit den Gewürzen unter den Kartoffelteig kneten. Mit einem Löffel Nocken formen und in leicht kochendes Salzwasser einlegen. Etwa 10 Min. lang kochen lassen. Die Nocken zu Gemüse oder Salat servieren.

Karottenlasagne

Zutaten für 4 Portionen:
1 kg Karotten
4 Tomaten
¼ l Gemüsebrühe
⅛ l Milch
150 g Sauerrahm
250 g Lasagneblätter
100 g geriebener Hartkäse
Salz
evtl. 1 Prise Curry
evtl. 1 Knoblauchzehe

Zubereitung:
Das Backrohr auf 180° C vorheizen. Die Karotten schälen, die Hälfte davon in größere Stücke schneiden und mit Knoblauch und Curry in der Brühe weich kochen. Die restlichen Karotten fein raspeln. Die Tomaten in dünne Scheiben schneiden. Milch und Sauerrahm in die Brühe geben und pürieren, dann abschmecken. Die Auflaufform einfetten, abwechselnd Lasagneblätter, Sauce, Karottenraspeln und die Tomaten einschichten. Mit Karottensauce enden, abschließend mit Käse bestreuen. Ca. 30–40 Min. lang backen.

Nudelauflauf mit Spinat

Zutaten für 4 Portionen:
450 g Rahmspinat (tiefgekühlt)
300 g Spiralnudeln (oder Ähnliches)
2 Eier
150 g Parmesan (gerieben)
$1/8$ l Milch
Muskat
evtl. 1 Knoblauchzehe

Zubereitung:
Den Spinat auftauen lassen, Nudeln entsprechend der Packungsanleitung kochen. Das Backrohr auf 200° C vorheizen. Den Knoblauch fein hacken, mit Spinat und Muskat mischen. Die verquirlten Eier und die Nudeln unter die Masse mischen, dann in einer ofenfesten Form verteilen. Die Milch mit dem Käse pürieren und über die Masse gießen. Ca. 15 Min. lang backen.

Nudelauflauf mit Erbsen

Zutaten für 4 Portionen:
450 g Erbsen (tiefgekühlt)
300 g Spiralnudeln (oder Ähnliches)
2 Eier
150 g Parmesan (gerieben)
$1/8$ l Milch
Muskat
evtl. 1 Knoblauchzehe

Zubereitung:
Die Erbsen auftauen lassen, die Nudeln entsprechend der Packungsanleitung kochen. Das Backrohr auf 200° C vorheizen. Den Knoblauch fein hacken, mit Erbsen und Muskat mischen. Die verquirlten Eier und die Nudeln unter die Masse mischen, dann in einer ofenfesten Form verteilen. Die Milch mit dem Käse pürieren und über die Masse gießen. Ca. 15 Min. lang backen.

Nudelauflauf mit Broccoli

Zutaten für 4 Portionen:
400 g Broccoliröschen (gar gekocht)
300 g Spiralnudeln (oder Ähnliches)
2 Eier
150 g Parmesan (gerieben)
$1/8$ l Milch
Muskat
evtl. 1 Knoblauchzehe

Zubereitung:
Die Nudeln entsprechend der Packungsanleitung kochen. Das Backrohr auf 200° C vorheizen. Den Knoblauch fein hacken, mit Broccoli und Muskat mischen. Die verquirlten Eier und die Nudeln unter die Masse mengen, dann in einer ofenfesten Form verteilen. Die Milch mit dem Käse pürieren und über die Masse gießen. Ca. 15 Min. lang backen.

Polenta

Zutaten für 1 Portion:
5 EL Maisgrieß
¼ l Wasser
1 EL Kochfett
Salz

Zubereitung:
Das Wasser und Kochfett zum Kochen bringen und salzen. Den Maisgrieß einlaufen lassen und 10 Min. lang kochen, dabei ab und zu umrühren. Den Maisbrei in eine kalt ausgespülte Schüssel füllen und zugedeckt auskühlen lassen. In dicke Scheiben schneiden und in Kochfett beidseitig anbraten.

> **TIPP:** Polentaschnitten eignen sich hervorragend als Beilage zu Speisen mit Saucen. Die Schnitten können aber auch mit Parmesan bestreut werden und mit einem Salat als Hauptspeise gegessen werden.

Kräuternudeln

Zutaten für 1 Portion:
70 g Nudeln
frische Kräuter wie Petersilie, Liebstöckel oder Basilikum
2 EL Öl
1 EL Mehl
1 EL Kochfett
⅛ l Milch
geriebener Käse
Salz

Zubereitung:
Das Mehl im Kochfett hell anlaufen lassen, die frischen, klein geschnittenen Kräuter dazugeben, mit Milch verrühren und aufkochen. Die gekochten, gesalzenen Nudeln in der Kräuterpfanne schwenken. Mit Reibkäse servieren.

Kartoffellaibchen mit Käse

Zutaten für 4 Portionen:
750 g Kartoffeln (gekocht und gerieben)
50 g Sauerrahm
5 EL Weizen oder Dinkelgrieß
125 g geriebener Hartkäse
Salz
Muskat
Petersilie

Zubereitung:
Das Backrohr auf 190°C vorheizen. Die gekochten, geriebenen Kartoffeln (kalt) in eine Schüssel geben, die Gewürze und den Käse einarbeiten. Den Grieß und den Rahm einkneten, rasten lassen und danach aus dieser Masse kleine Laibchen formen. Die Laibchen auf ein Backblech mit Backpapier legen und etwa 25 Min. lang knusprig backen. Mit einem Salat servieren.

Variationen:
Der Masse beliebig geriebenes Gemüse (Karotten, Sellerie, Zucchini) oder gekochte Erbsen beigeben (ungefähr 1 kleine Tasse voll). Sollte die Masse zu feucht sein, die Grießmenge erhöhen. Die Kartoffellaibchen können auch in der Pfanne mit 1 EL Pflanzenöl langsam auf beiden Seiten knusprig gebraten werden.

Karottenauflauf

Zutaten für 4 Portionen:
750 g Karotten
½ l Milch
4 Eier
2 EL Kochfett
Salz

Zubereitung:
Für das Backrohr ein Wasserbad vorbereiten. Die Karotten putzen, schälen und in dünne Scheiben schneiden. In kochendem gesalzenen Wasser weich garen. Abgießen und fein pürieren. Die Milch aufkochen. Die Eier unter das Karottenpüree mischen, die heiße Milch unterrühren und abschmecken. Eine Gratinform mit Kochfett bestreichen, die Masse einfüllen und bei 180°C im Wasserbad ca. 45 Min. lang backen.

Broccoliauflauf

Zutaten für 4 Portionen:
750 g Broccoli
½ l Milch
4 Eier
2 EL Kochfett
Salz

Zubereitung:
Kochvorgang wie beim Karottenauflauf.

FISCHSPEISEN

Folienfisch

Zutaten für 1 Portion:
1 Fischfilet
etwas Zitronensaft
Salz
Dill

Zubereitung:
Das Fischfilet auf eine Folie setzen, etwas salzen, mit Zitrone beträufeln und mit Dill bestreuen. Die Folie gut verschließen und den Fisch im vorgeheizten Backrohr bei 200°C 15 Min. lang garen.

> **TIPP:** Dazu Reis oder Petersilienkartoffeln servieren.

Folienfisch – Variationen

Zutaten für 1 Portion:
1 Fischfilet
ein großes Stück Folie
etwas Zitronensaft
Olivenöl
Salz
Gemüse (Karotten, Zucchini, grüner Spargel: je nach Wunsch – mit dem Sparschäler in hauchdünne Scheiben geschnitten)
evtl. etwas Weißwein

Zubereitung:
Für jede Portion ein Filet mittig auf eine Folie legen, die Folie auf allen Seiten leicht nach oben biegen. Den Fisch mit den Gemüsestreifen belegen; mit einem Schuss Olivenöl (und eventuell mit einem Schuss Weißwein) beträufeln, salzen und das Päckchen nicht zu eng verschließen. Im vorgeheizten Backrohr bei 200°C etwa 15–20 Min. lang backen. Vorsicht beim Öffnen der Folie.

> **TIPP:** Servieren Sie dazu Reis, Petersilienkartoffeln oder einfach nur Baguette.

Gratiniertes Schollenfilet

Zutaten für 2 Portionen:
300 g Fischfilet
¼ l Milch
2 EL Mehl
2 EL Kochfett
1 Dotter
Salz
Muskat
20 g geriebener Edamer Käse
evtl. Zitronensaft

Zubereitung:
Das gesalzene, mit Zitronensaft beträufelte Fischfilet in eine befettete Auflaufform geben und im Backrohr garen. Den garen Fisch mit Béchamel übergießen, mit Reibkäse bestreuen und im Backrohr überbacken.
Für die Béchamelsauce Mehl in Kochfett hell anlaufen lassen, mit Milch aufgießen und gut verkochen. Unter die etwas überkühlte Masse das Eigelb, Salz und den Muskat ziehen.

Spinat-Fisch-Auflauf

Zutaten für 2 Portionen:
2 Fischfilets
250 g Blattspinat (tiefgekühlt)
1 Grundrezept Béchamelsauce
1 EL Butter

Zubereitung:
Die Fischfilets in der Butter beidseits sanft anbraten, den Blattspinat nach Packungsanleitung garen und fein schneiden. Die Fischfilets in eine feuerfeste Form geben, mit Blattspinat belegen und mit Béchamelsauce übergießen. Im vorgeheizten Backrohr bei 190° C 15 Min. lang überbacken.

FLEISCHSPEISEN

Zucchini-Hähnchen-Risotto

Zutaten für 2–3 Portionen:
300 g Zucchini
200 g Hühnerbrustfilet
1 EL Rapsöl
200 g Rundkornreis (Arborio)
¼ l Gemüsebrühe
Salz

Zubereitung:
Die Zucchini putzen und grob raspeln. Das Huhn in mundgerechte Stücke schneiden und in der Pfanne im Öl mild anbraten. Die Zucchini beigeben, würzen und alles bei milder Hitze braten, dann aus der Pfanne nehmen und beiseite stellen. Den Reis in der Pfanne mit etwas Öl unter Rühren glasig braten, die Brühe dazugeben und 20 Min. lang kochen lassen, bis die Flüssigkeit verkocht ist; dabei mehrfach umrühren. Zucchini und Fleisch unter den Reis mischen und nochmals durchwärmen.

> **TIPP:** Als Variante kann man Zucchini durch Karotten oder Kürbis ersetzen. Das Risotto kann auch rein vegetarisch zubereitet werden.

Hühnerragout

Zutaten für 2 Portionen:
2 Hühnerbrustfilets
1 Karotte
100 g Erbsen (tiefgekühlt)
1 EL Butter oder Margarine
1 EL Mehl
2 EL Sauerrahm
Petersilie
Salz

Zubereitung:
Die Karotten kleinwürfelig schneiden, dann mit dem mundgerecht geschnittenen Hühnerfilet im Kochfett anbraten und mit Wasser aufgießen. Die Erbsen hinzufügen und auf kleiner Flamme weich dünsten. Mehl und Rahm miteinander klumpenfrei vermischen und zum Gericht mischen. Etwas einkochen lassen, bei Bedarf mit Wasser verdünnen. Mit Salz und Petersilie würzen.

Eingemachtes Kalbfleisch

Zutaten für 2 Portionen:
300 g Kalbfleisch
1 EL Butter oder Margarine
Wurzelgemüse
1 EL Mehl
2 EL Sauerrahm
Petersilie
Salz

Zubereitung:
Die gehackte Petersilie kurz in Kochfett anlaufen lassen, das in Stücke geschnittene Kalbfleisch und das Wurzelgemüse dazugeben, kurz durchrösten, aufgießen und mit Salz weich dünsten. Das Wurzelgemüse herausnehmen, Mehl und Sauerrahm miteinander verrühren und mit dem Kalbfleisch gut verkochen. Das Wurzelgemüse unterrühren und servieren.

Naturschnitzel

Zutaten für 1 Portion:
150 g Kalbfleisch
1 EL Butter oder Margarine
Mehl
Salz

Zubereitung:
Das gut geklopfte Kalbfleisch salzen, eine Seite bemehlen. Die bemehlte Seite zuerst hell anbraten, dann die andere Seite anbraten, aufgießen und weich dünsten. Dazu Reis, Kartoffeln, gedünstetes Gemüse oder Salat servieren.

Gekochtes Rindfleisch

Zutaten für 6 Portionen:
1 kg Rindfleisch
Wurzelgemüse
Zwiebel
Salz
Rindsknochen

Zubereitung:
Wurzelgemüse, Zwiebel und Knochen im leicht gesalzenen Wasser zum Kochen bringen, das Fleisch einlegen und auf kleiner Flamme sehr weich kochen. Hierfür eignen sich nur fettarme, gut abgelegene Fleischstücke (hinteres Scherzel, Tafelspitz, Zapfen).

> **TIPP:** Servieren Sie dazu Petersilienkartoffeln, Cremespinat oder gedünstetes Gemüse. Die Suppe ist kostbar und gut tiefkühlgeeignet.

Schinkenmakkaroni

Zutaten für 2 Portionen:
100 g Schinken
100 g Makkaroni
1 EL Butter
Petersilie oder Majoran
40 g Edamer Käse

Zubereitung:
Den fein gewiegten Schinken mit 2–3 EL Wasser und gehackter Petersilie oder Majoran kurz dünsten und unter die gekochten Makkaroni mengen. Geschmolzene Butter über die angerichtete Speise träufeln und mit geriebenem Edamer Käse bestreuen.

Schinkenfleckerlauflauf

Zutaten für 2 Portionen:
100 g Fleckerln
100 g Schinken (mager)
2 Eier
1 EL Butter oder Margarine
2 EL Sauerrahm
Salz
Petersilie
50 g Edamer Käse

Zubereitung:
Den Dotter, die Butter, den gehackten Schinken und den Sauerrahm verrühren und unter die gekochten Fleckerln mengen, das steif geschlagene Eiweiß und die Gewürze unterziehen. Den Auflauf in eine befettete, bemehlte Auflaufform füllen, mit geriebenem Edamer Käse bestreuen und backen.

BEILAGEN

Salat aus Sojakeimlingen

Zutaten für 1 Portion:
100 g Sojakeimlinge
20 g Joghurt oder Sauerrahm
Basilikum
Salz
evtl. Basilikumpesto

Zubereitung:
Die Sojakeimlinge mit heißem Wasser überbrühen, dann etwas ziehen lassen. 20 g Joghurt oder Sauerrahm mit fein geschnittenem Basilikum oder Basilikumpesto vermengen, die Keimlinge darin marinieren.

Sellerie-Kartoffel-Salat

Zutaten für 2–3 Portionen:
½ Sellerieknolle
3 fest kochende Kartoffeln (gekocht)
2 EL Öl
Essig
Salz
Zucker

Zubereitung:
Den blättrig geschnittenen Sellerie in Salzwasser knackig garen. Die gekochten Kartoffeln blättrig schneiden. Das Gemüse miteinander vermengen und, solange der Sellerie noch heiß ist, mit den angegebenen Zutaten marinieren.

Karfiol mit Kräutermarinade

Zutaten für 2–3 Portionen:
300 g Karfiol
Salz
100 g Kefir
Zwiebel
Petersilie
Schnittlauch
Kapern

Zubereitung:
Den Karfiol in Salzwasser weich kochen, dann in Röschen teilen; Kefir mit den sehr fein gewiegten würzenden Zutaten verrühren und über den Karfiol geben.

Karottenhörnchen

Zutaten für 2 Portionen:
200 g Hörnchen (oder andere Teigwaren)
300 g Karotten
1 EL Maiskeimöl
2 EL Sesamsamen
¼ l Gemüsebrühe
1 EL Obers
1 TL Honig

Zubereitung:
Die Nudeln entsprechend der Packungsanleitung kochen. Währenddessen die Karotten schälen und in kleine Würfel schneiden. Das Öl in einer Pfanne erhitzen und die Karotten leicht anbraten, mit Gemüsebrühe ablöschen und gar kochen. Obers und Honig unterrühren und mit den Hörnchen vermischen. Abschließend mit Sesam bestreuen.

Nockerln

Zutaten für 2 Portionen:
240 g Mehl
2 Eier
Wasser nach Bedarf
1 EL Butter
Salz

Zubereitung:
Aus Mehl, Eiern, Salz und Wasser einen gut verarbeiteten, zähflüssigen Nockerlteig zubereiten. Den Teig durch ein Nockerlsieb oder ein großlochiges Reibeisen in kochendes Wasser einstreichen, dann 3 Min. lang kochen lassen. Die mit kaltem Wasser abgeschreckten Nockerln mit Kochfett in der Pfanne warm halten.

Topfennudelauflauf

Zutaten für 2 Portionen:
100 g Bandnudeln
100 g Topfen
2 EL Butter oder Margarine
2 Eier
2 EL Sauerrahm
Salz

Zubereitung:
Aus Dotter, Butter, Topfen und Sauerrahm einen Abtrieb zubereiten. Diesen und das steif geschlagene Eiweiß unter die gekochten, gesalzenen, abgeschreckten Bandnudeln mengen, salzen, in eine befettete Auflaufform füllen und bei mittlerer Hitze backen.

Kartoffel-Karotten-Püree

Zutaten für 2 Portionen:
3–4 große, mehlig kochende Kartoffeln
1 große Karotte
Milch
1 EL Butter oder Margarine
Salz
Petersilie

Zubereitung:
Die Kartoffeln schälen und in Würfel schneiden, die Karotten schälen und in Würfel schneiden. Beides gemeinsam in Salzwasser gar kochen. Das Wasser abgießen und mit Milch und Butter so lange mit dem Püreestampfer vermischen, bis die gewünschte Konsistenz erreicht ist.

Kartoffel-Sellerie-Püree

Zutaten für 2 Portionen:
3–4 große, mehlige Kartoffeln
½ Sellerieknolle
Milch
1 EL Butter oder Margarine
Salz
Muskat

Zubereitung:
Die Kartoffeln und den Sellerie schälen, dann in Würfel schneiden. Beides gemeinsam in Salzwasser gar kochen. Das Wasser abgießen und die gekochten Kartoffeln und den Sellerie mit Milch und Butter so lange mit dem Püreestampfer vermischen, bis die gewünschte Konsistenz erreicht ist.

Petersilienkartoffeln I

Zutaten für 1 Portion:
3–4 fest kochende Kartoffeln
1 EL Butter oder Margarine
Petersilie
Salz

Zubereitung:
Die Kartoffeln schälen und in grobe Stücke zerteilen. Die Kartoffeln in einen Topf schichten und mit kaltem Wasser bedecken. Leicht salzen und auf mittlerer Hitze gar kochen. Das Wasser abgießen und die Kartoffeln kurz ausdampfen lassen. Das Kochfett in einem Topf schmelzen, die Kartoffeln untermischen und mit klein geschnittener Petersilie bestreuen.

Petersilienkartoffeln II

Zutaten für 1 Portion:
3–4 kleine, fest kochende Kartoffeln
1 EL Butter oder Margarine
Petersilie
Salz

Zubereitung:
Die Kartoffeln ungeschält in Wasser gar kochen. Das Wasser abgießen, die Kartoffeln abschrecken und die Haut abschälen. Mit Butter und Petersilie vermischen, salzen und servieren.

Prinzesskartoffeln

Zutaten für 1 Portion:
200 g Kartoffeln
1 Ei
2 EL Butter oder Margarine
Salz
Muskat
Petersilie

Zubereitung:
Die ohne Schale gekochten, passierten Kartoffeln mit dem Ei, den Gewürzen und der Butter vermengen. Mit dem Löffel oder dem Spritzsack Häufchen auf ein befettetes Backblech setzen. Die Prinzesskartoffeln bei guter Hitze im Backrohr backen.

Semmelknödel

Zutaten für 2 Portionen:
100 g Semmelwürfel
2 EL Mehl
2 EL Butter oder Margarine
2 Eier
3 EL Milch
Salz
Muskat
Petersilie

Zubereitung:
Die Semmelwürfeln mit Mehl, Salz und Muskat vermengen, die Eier, etwas Milch und die in Kochfett kurz angelaufene gehackte Petersilie dazugeben, dann alles gut verkneten. Die Knödelmasse eine halbe Stunde lang rasten lassen, dann 4 Knödel formen und diese 10 Min. lang in kochendem Salzwasser kochen.

Serviettenknödel

Zutaten für 4 Portionen:
150 g Semmelwürfel
3 EL Mehl
3 EL Kochfett
4 Eier
½ l Milch
Salz
Muskat
Petersilie

Zubereitung:
Die Zubereitung erfolgt wie bei den Semmelknödeln. Die Knödelmasse sollte etwas weicher sein. Daraus eine Semmelrolle formen, diese in ein befettetes Küchentuch einwickeln, dann an den beiden Enden zubinden. Die Serviettenrolle in kochendes Salzwasser einlegen und eine Viertelstunde lang kochen. Zwischendurch sollte die Semmelrolle einmal umgedreht werden. Abschließend die Rolle auswickeln und in Scheiben schneiden.

Karottengemüse

Zutaten für 1 Portion:
150 g Karotten
2 EL Kochfett
Zucker
Petersilie
Salz

Zubereitung:
Eine Prise Zucker in Kochfett mit der gehackten Petersilie kurz anlaufen lassen. Die würfelig geschnittenen Karotten und Salz dazugeben und weich dünsten. Das Karottengemüse kann natur oder mit einer hellen Einmach gebunden serviert werden.

Zucchinigemüse

Zutaten für 2 Portionen:
2 Zucchini (mittelgroß)
1 EL Olivenöl oder Butter
evtl. 1 Knoblauchzehe (fein geschnitten)
Salz
Pfeffer

Zubereitung:
Die Zucchini in feine Scheiben schneiden, in Öl oder Butter mit dem Knoblauch sanft dünsten. Abschließend salzen und pfeffern.

Erbsengemüse gebunden

Zutaten für 1 Portion:
150 g Erbsen (tiefgekühlt)
2 EL Mehl
2 EL Kochfett
Salz
Zucker
Petersilie

Zubereitung:
Die sehr weich gekochten, tiefgekühlten Erbsen (Kochzeit: 8 Min.) mit einer hellen Einmach binden und mit Salz, Zucker und gehackter Petersilie würzen.

Kürbisgemüse

Zutaten für 1 Portion:
200 g Kürbis
2 EL Kochfett
2 EL Mehl
3 EL Sauerrahm
Salz
Dill oder etwas Kümmel

Zubereitung:
Den geschälten, vom Kerngehäuse befreiten, würfelig geschnittenen Kürbis in Kochfett hell anlaufen lassen, aufgießen und mit den angegebenen Gewürzen gut weich dünsten. Mit einer hellen Einmach und Sauerrahm binden.

Fisolengemüse gebunden

Zutaten für 1 Portion:
150 g Fisolen
2 EL Mehl
2 EL Kochfett
3 EL Sauerrahm
Salz
Dill oder Bohnenkraut

Zubereitung:
Die Fisolen klein schneiden und in Salzwasser weich kochen. Mit Mehlschwitze binden. Den Sauerrahm und die Kräuter beimengen und nochmals kurz aufkochen.

Fisolengemüse natur

Zutaten für 1 Portion:
200 g Fisolen
Salz
1–2 EL Kochfett
evtl. etwas Zitronensaft

Zubereitung:
Die jungen, zarten Fisolen in Salzwasser weich kochen und mit heißem Kochfett und Zitronensaft servieren.

Erbsen natur

Zutaten für 1 Portion:
150 g tiefgekühlte Erbsen
2 EL Kochfett
Salz
Zucker
Petersilie

Zubereitung:
Die gehackte Petersilie in Kochfett etwas anlaufen lassen, die tiefgekühlten Erbsen, etwas Wasser, Salz und Zucker dazugeben und alles sehr weich dünsten (Kochzeit: 8 Min.).

Spinat(creme)

Zutaten für 1 Portion:
150 g tiefgekühlter Spinat
2 EL Mehl
2 EL Kochfett
Sahne oder Crème fine
Salz

Zubereitung:
Den tiefgekühlten Spinat mit 3 EL Wasser zum Kochen bringen, mit Obers oder Crème fraîche, den angegebenen Gewürzen und einer hellen Einmach gut verkochen.

SÜSSSPEISEN

Grießpudding

Zutaten für 3–4 Portionen:
1 l Milch
1 Ei
2 EL Zucker
125 g Grieß (Dinkel/Weizen)
geriebene Schale von einer ½ Zitrone
1 Prise Salz

Zubereitung:
Das Ei trennen und den Eischnee schlagen. Das Eigelb mit 2 EL Milch verrühren. Die restliche Milch mit Zucker und Zitronenschale aufkochen, vom Herd nehmen und den Grieß unter Rühren einrieseln lassen. Kurz aufkochen lassen, dann die Ei-Milch-Mischung einrühren. Zuletzt den Eischnee untermischen und den fertigen Grießpudding in Schalen füllen.

Varianten:
Statt der Zitrone kann man auch Zimt verwenden. Der Grießpudding kann auch mit Rosinen zubereitet werden.

Schneller Biskuitkuchen

Zutaten für 4 Portionen:
(ME: Maßeinheit in Joghurtbecher à 150 g)
2 ME Joghurt 3,5 %
3 Eier
2 ME Zucker
1 ME Sonnenblumenöl
4 ME Mehl
1 Pkg. Backpulver
etwas Kochfett

Zubereitung:
Joghurt, Eier und Zucker verrühren, dann das Öl untermischen. Das Mehl mit dem Backpulver mischen und unterheben. Den recht flüssigen Teig in eine ausgefettete große Auflaufform geben und im vorgeheizten Ofen bei 200°C ca. 20–30 Min. lang backen.

Schneller Biskuitkuchen mit Früchten

Zutaten für 1 Blech:
(ME: Maßeinheit in Joghurtbecher à 150 g)
2 ME Joghurt 3,5 %
3 Eier
2 ME Zucker
1 ME Sonnenblumenöl
4 ME Mehl
1 Pkg. Backpulver
etwas Kochfett
Früchte (reife Marillen, mürbe Äpfel etc.)

Zubereitung:
Joghurt, Eier und Zucker verrühren, dann das Öl untermischen. Das Mehl mit dem Backpulver mischen und unterheben. Den recht flüssigen Teig auf ein gefettetes, bemehltes Backblech streichen und mit Apfelspalten oder Marillenhälften belegen. Im vorgeheizten Backrohr bei 200°C ca. 20–30 Min. lang backen.

Bananen-Birnen-Salat

Zutaten für 1 Portion:
75 g Banane
75 g Birne
1 TL Honig
evtl. Zitronensaft

Zubereitung:
Die Banane der Länge nach halbieren und blättrig schneiden. Die geschälte Birne vierteln und blättrig schneiden. Die Früchte vermengen, dann mit Zitronensaft beträufeln. Den Honig in 2 EL heißem Wasser auflösen und die Früchte damit marinieren.

Topfenknödel

Zutaten für 4 Portionen:
4 EL Kochfett
1 Ei
250 g Topfen (fettarm)
100 g Grieß
Salz
Zitronenschale
Kochfett
Semmelbrösel
Staubzucker

Zubereitung:
Kochfett, Ei und Topfen abrühren; den Grieß, etwas Salz und Zitronenschale untermengen. Die Knödelmasse rasten lassen, dann 4 Knödel daraus formen und diese in leicht gesalzenes, kochendes Wasser einlegen. 15 Min. lang kochen, anschließend etwas ziehen lassen. Die Knödel mit geschmolzenem Kochfett und Staubzucker oder mit in Kochfett angelaufenen Semmelbröseln und Staubzucker servieren.

Melonenbrei

Zutaten für 1–2 Portionen:
50 g Haferflocken
2 EL Honig
200 g Honigmelone
2 EL Schlagobers

Zubereitung:
Die Haferflocken mit ½ l Wasser, dem Honig und etwas Salz aufkochen und anrichten. Die Melonen dünnblättrig schneiden, auf die Grütze legen und mit Schlagobers übergießen.

Dinkelgrütze

Zutaten für 1–2 Portionen:
150 g Äpfel
100 g Dinkelflocken
150 g Milch
1 EL Schlagobers
1–2 EL Honig
evtl. Zitronensaft

Zubereitung:
Die geschälten Äpfel ohne Kerngehäuse mit etwas Wasser dünsten, bis sie zerfallen. Die Dinkelflocken mit kochender Milch übergießen, das Apfelmus und die übrigen Zutaten untermengen.

Haferflocken-Milchspeise

Zutaten für 1 Portion:
½ l Milch
30 g Hafermark oder Haferflocken
1–2 EL Zucker

Zubereitung:
Die Milch mit den Haferflocken zum Kochen bringen, bis zum Weichwerden der Haferflocken kochen, dann süßen und noch weitere 2 Min. lang kochen. Mit Kochfett servieren.

Biskuit

Zutaten für 8 Portionen:
4 Eier
150 g Zucker
130 g Mehl

Zubereitung:
Die ganzen Eier und den Zucker sehr schaumig schlagen, dann das Mehl unterheben. Die Biskuitmasse in eine befettete, bemehlte Kastenform füllen oder 2 cm hoch auf ein befettetes, bemehltes Backblech streichen und bei guter Hitze backen. In Scheiben oder Stangen geschnitten servieren.

Vanillepudding

Zutaten für 4 Portionen:
½ l Milch
2 EL Zucker
2 TL Vanillezucker
2 EL Speisestärke (z. B. Maizena)

Zubereitung:
5 EL Milch mit Maizena verrühren. Die restliche Milch mit Zucker und Vanillezucker aufkochen. Die Maizena-Mischung mit dem Schneebesen kräftig einrühren. Einmal kurz aufkochen, dann in Schälchen füllen.

Schokoladenpudding

Zutaten für 4 Portionen:
½ l Milch
1 Rippe Kochschokolade
2 EL Zucker
2 EL Speisestärke (z. B. Maizena)

Zubereitung:
5 EL Milch mit Maizena verrühren. Die restliche Milch aufkochen, die Schokolade darin schmelzen und den Zucker beimengen. Die Maizena-Mischung rasch mit dem Schneebesen einrühren und einmal aufkochen lassen. Vom Herd nehmen, dann in Schälchen füllen.

Reisauflauf

Zutaten für 1 Portion:
5 EL Reis
¼ l Milch
2 EL Zucker
2 EL Kochfett
2 Eier
Vanillezucker
Salz
evtl. Zitronen- oder Orangensaft

Zubereitung:
Einen dicken Milchreis zubereiten, die übrigen Zutaten und das steif geschlagene Eiweiß unter die etwas gekühlte Reismasse rühren. Die Masse in eine befettete Auflaufform füllen und bei mittlerer Hitze backen.

Topfencreme (mit/ohne Früchte)

Zutaten für 1 Portion:
70 g Topfen
2 EL Zucker
Vanillezucker
1 EL Sahne oder Milch
2 EL Orangensaft
Orangenschale
geschnittenes Obst nach Belieben

Zubereitung:
Die angegebenen Zutaten mit dem Schneebesen oder der Küchenmaschine gut verrühren. Mit dem Obst belegen.

DAUERKOST

> 🙂 ... besonders zu empfehlen, wenn noch regelmäßig Verdauungsbeschwerden nach einer Gallenblasenentferung auftreten.

SUPPEN

Erbsensuppe

Zutaten für 1 Portion:
150 g junge Erbsen (tiefgekühlt)
1 EL Kochfett
1 EL Mehl, Zucker
¼ l Wasser oder Gemüsebrühe
1 TL Crème fraîche, Petersilie

Zubereitung:
Die gehackte Petersilie und den Zucker in Kochfett etwas anlaufen lassen; das Mehl hinzufügen, durchrösten, die tiefgekühlten Erbsen dazugeben, mit Wasser oder Brühe aufgießen und weich kochen. 1 EL der Erbsen zurückbehalten, den Rest mit Crème fraîche pürieren und mit den Erbsen servieren.

🙂 Rollgerstensuppe

Zutaten für 4 Portionen:
3 EL Kochfett
1 Suppengrün
ca. 5 EL Rollgerste
Salz, Liebstöckel

Zubereitung:
Das klein geschnittene Suppengemüse (Karotten, Sellerie, Lauch) mit Kochfett hell anrösten, mit 1,5 l Wasser oder Gemüsebrühe aufgießen, die Rollgerste dazugeben, salzen und weich kochen. Abschließend mit Liebstöckel würzen.

🙂 Minestrone (mediterrane Gemüsesuppe)

Zutaten für 4 Portionen:
2 mittelgroße Karotten
1 mittelgroße Stange Lauch
2 mittelgroße Zucchini
2 mittelgroße Tomaten
1 Hand voll grüne Bohnen
1 Zwiebel
1 EL Olivenöl
1 l Gemüsebrühe
2 Knoblauchzehen
1 Prise Salz
1 kl. Bund Basilikum
1 kl. Bund Rosmarin
50 g Parmesan

Zubereitung:
Das Gemüse putzen und waschen, die Tomaten entkernen und grob zerteilen. Die Bohnen in heißem Salzwasser kurz blanchieren. Die Zwiebel schälen und würfeln. In heißem Öl anschwitzen, Gemüse dazugeben und dünsten.
Mit Brühe aufgießen, den Knoblauch schälen und dazugeben, etwa 15 Min. lang kochen lassen, dann fein pürieren. Die Kräuter waschen, die Blättchen vom Stängel zupfen, dann fein hacken. Den Parmesan reiben. Kräuter und Käse über die Suppe streuen, mit Baguette servieren.

> **TIPP:** Sie können die Suppe auch unpüriert genießen.

Schnelle Fischsuppe

Zutaten für 4 Portionen:
2 Karotten
1 Lauchstange
2 Zwiebeln (mittelgroß)
5 EL Olivenöl
½ l Fischfond (Glas)
⅛ l Weißwein
½ TL Fenchelsamen
1 Lorbeerblatt
3–5 Safranfäden
800 g Fischfilet
(gemischt weiß, festkochend)

Zubereitung:
Die Zwiebel feinblättrig schneiden, das Gemüse putzen und mundgerecht schneiden. Die Zwiebel in Olivenöl anbraten, das Gemüse dazugeben und mitrösten. Mit Wein und Fischfond ablöschen und die Gewürze beifügen, zirka eine Dreiviertelstunde lang kochen lassen. Die Hitze reduzieren und die mundgerecht geschnittenen Fischstücke vorsichtig etwa 10 Min. lang mitziehen lassen. Mit Weißbrot servieren.

Kartoffel-Lauch-Suppe

Zutaten für 4 Portionen:
1 Zwiebel (fein gehackt)
1–2 EL Öl
250 g Lauch
350 g Kartoffeln
¼ l Wasser
evtl. 1 Knoblauchzehe (gehackt)
Salz
1–2 TL Suppenwürze
1 Muskatnuss (gerieben)
Pfeffer
2 EL Obers oder Crème fine
4 EL Parmesan

Zubereitung:
Die Zwiebel in Öl andünsten lassen. Währenddessen den Lauch putzen, waschen und in kleine Stücke schneiden. Die Kartoffeln schälen und in kleine Würfel schneiden. Beides zu den Zwiebeln mischen und mitdünsten. Mit Wasser übergießen und würzen. Köcheln lassen, bis das Gemüse gar ist (etwa 15 Min. lang). Bei Bedarf einen Teil der Suppe pürieren und abschließend mit Obers und Parmesan verfeinern.

Milde Linsensuppe

Zutaten für 4 Portionen:
200 g rote Linsen
300 g Kartoffeln
evtl. 1 Knoblauchzehe (zerdrückt)
1¼ l Gemüsebrühe
½ TL Kurkuma oder Curry
1 TL Zitronensaft
3–4 EL gemahlene Mandeln
Salz
1 TL Petersilie

Zubereitung:
Die Linsen in einem Sieb gut durchwaschen. Die Kartoffeln schälen und in kleine Würfel schneiden. Die Kartoffelwürfel mit den Linsen und dem Knoblauch in der Brühe etwa 15 Min. lang weich kochen. Mit Curry oder Kurkuma abschmecken. Den Zitronensaft und die Mandeln untermischen und bei Bedarf einen Teil der Suppe fein pürieren. Abschließend mit gehackter Petersilie bestreuen und servieren.

Fischsuppe

Zutaten für 4 Portionen:
½ kg Fischfilet (z. B. Kabeljau oder Seelachs)
800 g Kartoffeln
2 Tomaten (enthäutet und gewürfelt)
2 EL Petersilie (gehackt)
2 Lorbeerblätter
2 TL Salz
1 TL Tomatenmark
Saft von 1 Zitrone
¾ l Wasser
frisches Basilikum (gehackt)
2 EL natives Olivenöl

Zubereitung:
Die Kartoffeln schälen und kleinwürfelig schneiden, mit den Tomaten und den Würzzutaten im Wasser etwa 15 Min. lang köcheln lassen. Die Fischfilets in mundgerechte Stücke schneiden, die Suppe zurückschalten, bis sie nicht mehr kocht, und den Fisch mit dem Basilikum vorsichtig in die Suppe untermischen. Nicht mehr aufkochen, etwa 10 Min. lang ziehen lassen. In Tellern servieren und mit Olivenöl beträufeln. Mit Baguette servieren.

Selleriesuppe mit Gruyère

Zutaten für 4 Portionen:
4 große Selleriestangen (fein gehackt)
2 EL Butter
1 kleine Zwiebel (fein gehackt)
1 große Karotte (fein gehackt)
1 l Hühner- oder Gemüsebrühe
1 Lorbeerblatt
Salz
Pfeffer
Muskatnuss
frischer Thymian (ersatzweise getrocknet)
125 ml Crème fine oder Obers
150 g Gruyère oder anderer würziger Käse (klein gewürfelt)

Zubereitung:
Die Zwiebeln in der Butter 3–4 Min. lang langsam garen, Sellerie und Karotten zufügen und weitere 3 Min. lang dünsten. Die Brühe, den Thymian und das Lorbeerblatt hinzufügen und aufkochen lassen. Bei schwacher Hitze zugedeckt etwa 25 Min. lang köcheln lassen. Das Lorbeerblatt entfernen und die Suppe fein pürieren. Die Crème fine einrühren und bei geringer Hitze halten. Den Käse portionsweise gut einrühren, bis er geschmolzen ist. Mit Salz, Pfeffer und Muskat kräftig abschmecken.

☺ Karottensuppe mit Mandeln

Zutaten für 4 Portionen:
2 TL Olivenöl
1 kleine Zwiebel (fein gehackt)
1 Porreestange
(in dünne Ringe geschnitten)
500 g Karotten
(in dünne Scheiben geschnitten)
1½ l Wasser
200 g gemahlene Mandeln
evtl. 1 EL frischer Zitronensaft
Salz
Pfeffer
bei Bedarf etwas Obers

Zubereitung:
Die Zwiebel in Olivenöl anschwitzen und Porree hinzufügen. In etwa 3 Min. weich dünsten, die Karotten und die Flüssigkeit dazugeben und bei mittlerer Hitze zugedeckt etwa 30 Min. lang weich kochen. Die Mandeln hinzufügen und alles fein pürieren. Bei Bedarf mit Obers verfeinern. Mit den Gewürzen gut abschmecken.

Hühnersuppe mit Porree und Sellerie

Zutaten für 4 Portionen:
1 l Hühnerbrühe
200 g Hühnerbrust
1 kleine Zwiebel (fein gehackt)
3 Porreestangen
(in dünne Ringe geschnitten)
2 Selleriestangen
(in dünne Scheiben geschnitten)
4 EL Mehl
2 EL Butter
2 EL Obers oder Crème fine
Muskat
Salz
Pfeffer

Zubereitung:
Die Brühe mit dem Lorbeerblatt aufkochen und die Hühnerbrust im Ganzen einlegen, die Hitze reduzieren und zirka 20 Min. lang garen lassen. Die Hühnerbrust herausnehmen, abkühlen lassen und in mundgerechte Stücke schneiden. In einer Schüssel die 4 EL Mehl mit etwas Brühe vorsichtig verrühren und dann mit mehr Brühe zu einer glatten Flüssigkeit rühren. In 2 EL Butter die Zwiebel anschwitzen, den Porree sowie die Selleriestangen hinzufügen und einige Minuten lang dünsten. Mit der Mehlbrühe und der restlichen Brühe aufgießen und etwa 20 Min. lang bei mittlerer Hitze köcheln lassen. Mehrmals umrühren. Die Suppe anschließend mit 2 EL Obers oder Crème fine verfeinern und pürieren. Mit Muskat, Salz und Pfeffer gut abschmecken und die Hühnerstückchen nochmals in der Suppe einige Minuten lang miterhitzen.

Schnelle Thaisuppe

Zutaten für 2 Portionen:
500 ml Kokosmilch
1 Zucchini
2 Karotten
2 Tomaten
1 EL Öl
Saft von 1 Limette
Hühnerbrühe (Instant)

Zubereitung:
Die Tomaten achteln, die Karotten und Zucchini mundgerecht schneiden. Das Öl erhitzen und das Gemüse mild anrösten, mit Limettensaft löschen und mit Kokosmilch aufgießen. Schwach kochen lassen, bis das Gemüse bissfest ist. Mit (Instant-)Hühnerbrühe abschmecken und servieren.

Varianten:
Eine Hühnerbrust mundgerecht klein schneiden und mit dem Gemüse mitbraten, weiter wie oben. Alternativ dazu einige vorgekochte Garnelen verwenden und diese wie oben mitbraten.

Hirsenockerln

Zutaten für 5 Portionen:
4 EL Hirse (sehr fein gemahlen)
150 g Topfen oder weicher Schafkäse
1 Eigelb
1 Eiweiß (steif geschlagen)
3 EL Kochfett
Salz
Muskat
evtl. 1 Prise Paprika

Zubereitung:
Das Kochfett schaumig rühren, Hirsemehl und Eigelb untermengen, mit Topfen gut durchmischen und würzen. Etwa ½ Std. lang rasten lassen und dann das Eiweiß untermischen. Kleine Nockerln abstechen und in der gewünschten Suppe 10–15 Min. lang ziehen lassen.

KLEINE SPEISEN

Nudelsalat mit getrockneten Tomaten und Spinat

Zutaten für 4 Portionen:
400 g Pasta (am besten Fusilli, Penne, Orecchiette)
2 Hand voll frischer kleinblättriger Spinat
ca. 10 getrocknete Tomaten (in feine Streifen geschnitten)
3 EL Olivenöl
Salz
Pfeffer
1 EL frisch gehackter Oregano (ersatzweise 1 TL getrocknet)
3 EL Pinienkerne (in der Pfanne geröstet)
Balsamicoessig zum Abschmecken

Zubereitung:
Die Pasta al dente kochen und kalt abspülen, in eine Salatschüssel geben. Den Spinat gut waschen und roh in feine Streifen schneiden. Mit den Tomaten, dem Spinat, den Pinienkernen und dem Oregano zur Pasta geben. Mit Olivenöl vermischen und würzen. Mit Balsamicoessig fein abschmecken.

Zum Rösten der Pinienkerne: Diese in einer beschichteten Pfanne auf mittlerer Hitze anwärmen und immer wieder durchmischen. Sobald sie Farbe annehmen, von der Hitze nehmen und abkühlen lassen. Vorsicht, sie schwärzen sehr schnell!

Variationen für den Salat:
Den Nudelsalat kann man mit einer sanft gebratenen Hühnerbrust ergänzen oder auch Thunfisch (natur aus der Dose) dazu probieren.

😊 Chinakohlsalat

Zutaten für 4 Portionen:
1 kg Chinakohl (in Streifen geschnitten)
2 EL Öl, 2 EL Sesamöl
1 EL Balsamicoessig
2 EL Sojasauce (Ketjap Manis)
2 EL Honig, ½ TL Salz

Zubereitung:
Das Chinakohl in 2 EL Öl 3 Min. lang braten und mit der Marinade aus den übrigen Zutaten vermengen. Der Chinakohlsalat kann lauwarm oder kalt serviert werden.

Rohkostgemüse mit Joghurt und Avocadodip

Zutaten für 2 Portionen:
Gemüse nach Saison (z. B. Karotten, Fenchel, Gurke, Paprika, Kohlrabi)

Joghurtdip:
1 Becher Naturjoghurt
Saft von einer ½ Zitrone
Salz
evtl. frische Kräuter

Avocadodip:
1 reife Avocado
Saft von einer ½ Zitrone
Salz
1 reife Tomate

Zubereitung:
Das Gemüse putzen und in Stangen schneiden. Für den Joghurtdip die angegebenen Zutaten vermengen. Für den Avocadodip die Avocado halbieren, entkernen und mit einer Gabel fein zerquetschen. Die Tomate fein hacken und mit den restlichen Zutaten unter die Avocado mischen.

Salat mit Hühnerbruststreifen

Zutaten für 4 Portionen:
2 Hühnerbrustschnitzel
1 kleiner Kopfsalat
3 Tomaten
1 kleine Zwiebel
1 kleine Dose Mais
2 Karotten
1 Paprika

Für die Marinade:
etwas Essig, Öl, Salz, evtl. etwas Zucker

Zubereitung:
Das Hühnchenfleisch in mundgerechte Streifen schneiden, salzen, in Mehl wenden und knusprig braten. Die Tomaten in Würfel schneiden, mit dem gewürfelten Zwiebel, den Karottenstreifen, den Paprikawürfeln, dem Mais (gut abtropfen lassen) und der Marinade verrühren und 10 Min. lang ziehen lassen. Erst kurz vor dem Servieren den grünen Salat dazumischen und die Hühnerbruststreifen darüberlegen.

Humus (Kichererbsenaufstrich)

Zutaten für 4 Portionen:
250 g (1 Dose) Kichererbsen
1 Prise Kreuzkümmel
1 TL süßes Paprikapulver
1 Bund Petersilie
5 EL Olivenöl
Salz
3 EL Sesampaste (Tahina)
evtl. 2 Zehen Knoblauch
evtl. 1 Zitrone

Zubereitung:
Die Kichererbsen gut mit einem Sieb spülen. Alle Zutaten außer Tahina und dem Zitronensaft im Mixer pürieren. Dabei entsteht eine geschmeidige Masse. Am Schluss Tahina und Zitronensaft unterrühren.
Falls Ihnen Tahina nicht zusagt, können Sie es auch weglassen, der Kichererbsenaufstrich schmeckt dann weniger bitter. Mit Fladenbrot, Gemüserohkost oder auch einer gebratenen Hühnerbrust auf Blattsalat servieren.

Babaganoush (Auberginenaufstrich)

Zutaten für 4 Portionen:
2 Auberginen
3 EL Sesampaste (Tahina)
3 EL Zitronensaft
2 EL Olivenöl
Salz
evtl. 2 Knoblauchzehen

Zubereitung;
Das Backrohr auf 220°C vorheizen, die Auberginen waschen und mit einem spitzen Messer ein paar Mal einstechen. Die Auberginen so lange backen, bis sie ganz weich sind und die Haut fast schwarz ist, das dauert ungefähr 30 Min. Aus dem Ofen nehmen und etwas abkühlen lassen. Die noch lauwarmen Auberginen halbieren und das weiche Fruchtfleisch mit einem Löffel aus der Schale lösen. Dann das Fruchtfleisch zusammen mit der Sesampaste, dem Zitronensaft und dem Olivenöl im Mixer fein mixen. Den Knoblauch schälen, durch die Knoblauchpresse drücken und zum Auberginenpüree geben, dann mit Salz abschmecken. Dazu Fladenbrot reichen und schwarze Oliven, mit Petersilie garnieren. Sie können die Tahina auch weglassen, dann schmeckt es weniger bitter.

Melone mit Schinken

Zutaten für 2 Portionen:
½ Zucker- oder Honigmelone
100 g Lachsschinken

Zubereitung:
Das Viertel einer Melone der Länge nach halbieren und essfertig herrichten. Den Lachsschinken über dem Melonenviertel anrichten.

Avocado-Thunfisch-Aufstrich

Zutaten für 2 Portionen:
1 reife Avocado
1 Dose Thunfisch im eigenen Saft
Saft von 1 Zitrone
Petersilie (gehackt)
1 TL Senf
evtl. 1 gekochtes, gehacktes Ei
Salz

Zubereitung:
Das Avocadofruchtfleisch lösen und mit Zitronensaft, Senf und Gewürzen pürieren. Mit einer Gabel den leicht zerpflückten Thunfisch untermengen und mit dem gehackten Ei bestreuen.

> **TIPP:** Der Avocado-Thunfisch-Aufstrich passt gut zu Brot oder zu Pellkartoffeln.

Würstel im Blätterteig

Zutaten für 2 Portionen:
2 Paar Teewürstel oder 1 Paar Frankfurter
tiefgekühlter Blätterteig
Ei
Kümmel
Salz

Zubereitung:
Den Blätterteig in 2 cm breite Streifen schneiden, die Teewürstel damit umwickeln, mit Ei bestreichen, salzen und mit Kümmel bestreuen. Bei guter Hitze backen. Anstatt Teewürsteln können auch der Länge nach halbierte Frankfurter Würstel verwendet werden.

VEGETARISCHE SPEISEN

😊 Italienische Gnocchi

Zutaten für 4 Portionen:
800 g mehlige Kartoffeln
150 g feiner Weizengrieß
Muskat
½ Tasse lauwarmes Wasser
5 EL geriebener Hartkäse

Zubereitung:
Die Kartoffeln ungeschält gar kochen, schälen und durch die Kartoffelpresse drücken, mit Käse und Weizengrieß sowie Wasser zu einem geschmeidigen Teig kneten. Aus dem Teig eine 5 cm dicke Rolle formen, Scheiben abschneiden und zu kleinen Knödeln formen, diese mit einer Gabel flachdrücken. In leicht gesalzenem Wasser gar ziehen lassen.

> **TIPP:** Zu den Gnocchi passen:
> a) Tomaten-Basilikum-Sauce,
> b) Kochfett und geriebener Parmesan, c) Kochfett und frischer Salbei.

😊 Gemüsebolognese für Pasta oder Gnocchi

Zutaten für 4 Portionen:
1 Zwiebel (fein gehackt)
1 Zucchini (geraspelt)
½ Sellerieknolle (geraspelt)
2 Karotten (geraspelt)
2 Dosen (250 g) Tomaten (gestückelt)
Kräuter nach Belieben (Oregano, Basilikum, Petersilie)
Olivenöl
Balsamicoessig zum Abschmecken
1 Prise Zucker
evtl. 1 Knoblauchzehe (zerdrückt)

Zubereitung:
Die Zwiebel in Olivenöl anbraten, das geraspelte Gemüse sowie den Knoblauch einige Minuten lang mitbraten, mit den Dosentomaten aufgießen, mit Kräutern würzen und sehr weich kochen (es muss eine sehr cremige Konsistenz erhalten). Mit Balsamico und Zucker abschmecken. Zu Pasta oder Gnocchi servieren.

Backrohr-Kartoffelpuffer

Zutaten für 4 Portionen:
750 g mehlige Kartoffeln
50 g Kochfett
2 Eier
3 EL Mehl
½ TL Kräutersalz

Zubereitung:
Die Kartoffeln weich kochen, schälen und passieren. Mit allen Zutaten vermengen. Mit feuchten Händen hühnereigroße Kugeln formen und flachdrücken. Auf ein mit Backpapier ausgelegtes Backblech legen und auf der Mittelschiene ca. 30–40 Min. lang bei 180 °C backen.

😊 Pasta pomodoro

Zutaten für 4 Portionen:
250 g Dosen gehackte Tomaten bester Qualität
1 Zwiebel (fein gehackt)
1 Knoblauchzehe (fein gehackt)
1 TL Zucker
Salz
Pfeffer
1 EL Olivenöl
½ Bund frisches Basilikum
Pasta nach Packungsanleitung
frisch geriebener Parmesan

Zubereitung:
Die Zwiebel und den Knoblauch in Olivenöl langsam anbraten lassen und dann die Tomaten hinzufügen. Salzen, pfeffern und den Zucker einrühren. Auf kleiner Flamme zugedeckt 30 Min. lang köcheln lassen. Die Pasta al dente kochen und mit der Sauce vermengen. Fein geschnittenes Basilikum untermengen. Mit Parmesan servieren.

Diese klassische Tomatensauce ist hervorragend zum Vorkochen geeignet und kann problemlos eingefroren werden (ohne Basilikum).

Varianten:
a) Pasta Pomodoro mit Hackfleischbällchen
b) Pasta Pomodoro mit einer gebratenen Hühnerbrust

😊 Tagliatelle mit Zucchini

Zutaten für 4 Portionen:
2 mittelgroße Zucchini (fein gerieben)
1 Knoblauchzehe (fein gehackt), optional
2 EL Butter oder Olivenöl
Salz
Pfeffer
frisch geriebener Parmesan
Tagliatelle nach Packungsanleitung

Zubereitung:
Während die Pasta al dente kocht, die Butter bzw. das Öl erhitzen und den Knoblauch sanft anbraten, die geriebenen Zucchini beimengen und 2 Min. lang dünsten. Die heiße Pasta untermengen und gut damit vermischen. Mit Parmesan servieren.

Dinkellaibchen

Zutaten für 2 Portionen:
¼ l Milch
Salz
Muskat
10 EL Dinkelflocken
3 EL geriebener Käse
Semmelbrösel
Bratfett
1 EL würzende Zutaten (z. B. Blattspinat)
gedünstete Champignons
1 geröstete Zwiebel

Zubereitung:
Die Dinkelflocken in der leicht gesalzenen Milch dickbreiig einkochen, mit dem Reibkäse und den gewählten würzenden Zutaten vermengen und auskühlen lassen (falls der Teig zu weich wird, können Sie noch Semmelbrösel dazurühren). Laibchen formen, in Semmelbröseln wälzen und beidseitig braten. Mit Kartoffelpüree, Gemüsebeilagen oder verschiedenen Salaten (gekocht oder roh) servieren.

Tofu-Laibchen

Zutaten für 1 Portion:
200 g Tofu
2 EL Kochfett
Zwiebel (fein geschnitten)
Petersilie
Salz
1 EL Sesam
Bratfett
1 Ei
evtl. Knoblauch

Zubereitung:
Den Tofu durch ein Sieb streichen. Die fein geschnittene Zwiebel und den zerdrückten Knoblauch im Kochfett anrösten, die gehackte Petersilie dazugeben, einmal durchrösten, zum Tofu geben, Ei und Sesam hinzufügen, salzen, gut abkneten, daraus Laibchen formen und beidseitig anbraten. Mit Salat und Gemüsebeilage servieren.

☺ Pasta Napolitana

Zutaten für 4 Portionen:
2 EL Olivenöl
1 Zwiebel (fein gehackt)
1 Karotte (fein gehackt)
1 Selleriestange (fein gehackt)
500 g reife Tomaten (fein gehackt); ersatzweise 1 Dose fein gehackte Tomaten
2 EL frische Petersilie (gehackt)
2 EL Zucker

Zubereitung:
Die Zwiebel, die Karotte und den Sellerie im erhitzten Olivenöl bei niedriger Temperatur weich dünsten. Die Tomaten, den Zucker und die Petersilie dazugeben und mit etwa 125 ml Wasser aufgießen. Gut durchmischen und bei niedriger Hitze zugedeckt etwa 45 Min. lang köcheln lassen. Mehrmals umrühren und bei zu dicker Konsistenz gegebenenfalls mit Wasser etwas verdünnen. Mit Salz und Pfeffer abschmecken. Gleichzeitig die Nudeln nach Packungsanleitung al dente kochen und mit der Sauce vermischen. Sofort servieren und mit frisch geriebenem Parmesan bestreuen.

> **⋯▷ TIPP:** Diese Sauce kann man gut einfrieren. Bereiten Sie daher eine größere Menge zu.

Nudelauflauf mit Tomaten

Zutaten für 4 Portionen:
6 geschälte Tomaten
300 g Spiralnudeln (oder Ähnliches)
2 Eier
150 g Parmesan (gerieben)
$1/8$ l Milch
Muskat
evtl. 1 Knoblauchzehe

Zubereitung:
6 geschälte Tomaten in kleine Würfel schneiden. Die Nudeln entsprechend der Packungsanleitung kochen. Das Backrohr auf 200°C vorheizen. Den Knoblauch fein hacken, mit Tomaten und Muskat mischen. Die verquirlten Eier und die Nudeln unter die Masse mischen, in einer ofenfesten Form verteilen. Die Milch mit dem Käse pürieren und über die Masse gießen. Ca. 15 Min. lang backen.

Fusilli mit Rucola

Zutaten für 4 Portionen:
2 Hand voll frischer Rucola (gewaschen und grob gehackt)
3 reife große Tomaten (gehackt) oder entsprechende Menge an Cherrytomaten (geviertelt)
50 g Pecorino (frisch gerieben)
3 EL Olivenöl

Zubereitung:
Die Pasta al dente kochen, abgießen und in den Topf zurückgeben, das Olivenöl gut untermengen. Den Rucola und die Tomaten hinzufügen und mit dem Pecorino gut durchmischen. Salzen und pfeffern. Sofort servieren.

Kartoffelauflauf

Zutaten für 3 Portionen:
750 g Kartoffeln
200 ml Obers oder Crème fine
100 g Käse (gerieben)
1 EL Majoran
1 Knoblauchzehe

Zubereitung:
Die Kartoffeln schälen, klein würfeln und in eine eingefettete Form schichten. Obers und Käse mit Knoblauch und Majoran vermischen und über die Kartoffeln gießen. Bei 175°C Umluft etwa 75 Min. lang backen. Dazu einen gemischten Salat reichen.

Vollkornnockerln mit Gemüse

Zutaten für 2 Portionen:
300 g Roggenvollkornmehl
2 Eier
¼ l Milch
Salz
200 g Kohl
Zwiebel (fein gehackt)
3 EL Kochfett
Kümmel
Majoran
40 g Reibkäse

Zubereitung:
Aus Roggenvollkornmehl, Eiern, Milch und Salz einen Nockerlteig zubereiten, gut abschlagen und eine ½ Std. rasten lassen. Den Teig durch eine Nockerlpresse ins kochende Wasser drücken und einige Minuten gar kochen lassen, herausheben und abschrecken. Den fein geschnittenen Zwiebel und Kümmel in Kochfett etwas anrösten, den nudelig geschnittenen Kohl dazugeben und garen, mit Majoran und Salz würzen. Nockerln und Gemüse vermengen, in eine Pfanne geben, mit Reibkäse bestreuen und im Backrohr kurz überbacken.

Broccoligratin mit Bulgur

Zutaten für 4 Portionen:
1 kg Broccoli
100 g Bulgur (schnell kochend)
4 Eier
½ l Milch
75 g geriebener Hartkäse
15 g Kochfett
Muskat (gerieben)
Salz

Zubereitung:
Ein Wasserbad für das Backrohr vorbereiten. Den Broccoli in Röschen schneiden, die Stiele schälen und klein schneiden. In kochendem, leicht gesalzenem Wasser weich garen und abgießen, dann pürieren. Währenddessen den Bulgur nach Anleitung garen und beiseite stellen. Die Eier in einer Schüssel schlagen, mit Milch und dem geriebenen Käse gut vermischen, das Broccolipüree unterziehen und mit Muskat und Salz abschmecken. Eine Gratinform einfetten und den Bulgur einfüllen, darüber die Broccolimasse geben und alles in ca. 45 Min. bei 180°C fertig garen.

Mangoldgratin

Zutaten für 4–6 Portionen:
1½ kg Mangold
250 ml Crème fraîche
125 g geriebener Hartkäse
Salz
Muskat

Zubereitung:
Den Mangold waschen und sowohl die Blätter als auch die Stängel verwenden. In Streifen schneiden und in gesalzenem Wasser gar kochen, dann abgießen und gut ausdrücken. In einer Schüssel den Mangold mit der Crème fraîche und dem Käse vermengen und abschmecken. In einer Gratinform bei 180° C etwa 30 Min. lang backen.

Spinatsoufflé

Zutaten für 4–6 Portionen:
500 g Blattspinat (tiefgekühlt, in kleinen Würfeln)
60 g Kochfett
75 g Mehl
400 ml Milch
5 Eier
100 g geriebener Hartkäse
Salz
Muskat

Zubereitung:
Den Blattspinat nach Anweisung gar kochen, dann kräftig ausdrücken und klein hacken. Mit dem Kochfett und dem Mehl eine helle Einbrenn zubereiten und mit Milch aufgießen. Fest rühren, bis eine gute Béchamelsauce entstanden ist. Dann Würzen und mit Muskat abschmecken. Die Sauce etwas auskühlen lassen. Die Eier trennen und das Eiweiß zu einem festen Schnee schlagen. Die Béchamelsauce mit dem Eigelb, dem Käse und dem Spinat vermischen und ganz vorsichtig den Schnee unterheben. In eine eingefettete Form füllen und bei 200° C etwa 30–40 Min. lang hacken.

☺ Gefüllte Zucchini

Zutaten für 4 Portionen:
4 mittelgroße Zucchini
2 Eier
100 g gekochter Reis
100 g geriebener Schafskäse
100 g Champignon (feinblättrig geschnitten)
½ Zwiebel (fein gehackt)
Petersilie
Salz
½ l Gemüsebrühe
evtl. 1 Knoblauchzehe (gehackt)

Zubereitung:
Die Zucchini kurz im kochenden Wasser blanchieren, abkühlen, halbieren und aushöhlen (das Fruchtfleisch klein hacken). Das Fruchtfleisch mit Champignons, Eiern und Zwiebeln mischen, die Kräuter und die Hälfte des Schafkäses unterrühren. Die Zucchini füllen, in eine befettete Form legen und mit Gemüsebrühe aufgießen. Bei 180° C etwa 45 Min. lang backen, kurz vor Ablauf dieser Zeit noch den restlichen Käse auf die Zucchini streuen und zu Ende gratinieren. Mit Petersilienkartoffeln oder Kartoffelpüree servieren.

FISCHSPEISEN

Meeresfrüchterisotto

Zutaten für 4 Portionen:
500 g Meeresfrüchte (frisch oder tiefgekühlt)
5 EL Öl
1 Zwiebel
400 g Risottoreis
½ l Weißwein, ½ l Wasser
Salz

Zubereitung:
Öl in einem großen Topf erhitzen, die Zwiebel darin andünsten. Den Reis hineingeben und je mit der Hälfte von Wein und Wasser aufgießen. Bis der Reis weich ist, immer wieder rühren und bei Bedarf aufgießen. Nach eine guten Viertelstunde die Meeresfrüchte (gekocht, können ruhig tiefgekühlt sein) einrühren und fertig garen. Der Reis sollte immer noch kernig sein.

☺ Fischfilet in Zitronenbutter

Zutaten für 2 Portionen:
2–4 Fischfilets (je nach Größe), bevorzugt feste, weiße Fischsorten
Saft von 1 großen Zitrone
Mehl zum Bestäuben
4 EL Butter oder Margarine

Zubereitung:
Den Fisch salzen und mit etwas Zitrone beträufeln, dann mit Mehl bestäuben. 2 EL Butter erhitzen und die Filets beidseitig sanft braten. In einem kleinen Topf den Zitronensaft erhitzen und 2 EL Butter darin schmelzen, nicht kochen. Beim Servieren über den Fisch gießen. Mit Petersilienkartoffeln oder Reis servieren.

Dorschragout

Zutaten für 4 Portionen:
4 EL Kochfett
800 g Dorschfilet
2 Stk. Fleischtomaten
2 Stangen Lauch
3 EL Oliven- oder Maiskeimöl
4 Karotten
1 Bund Petersilie
1 Prise Salz
2 Zwiebeln
evtl. 1 Prise Paprikapulver (edelsüß)
evtl. Saft von einer ½ Zitrone

Zubereitung:
Den Lauch putzen, der Länge nach halbieren, waschen und in etwa einen ½ cm breite Streifen schneiden. Die Zwiebeln schälen und fein hacken. Die Möhren schälen, waschen und klein würfeln. Die Tomaten mit kochendem Wasser überbrühen, häuten und halbieren. Die Kerne und Stielansätze entfernen, das Fruchtfleisch klein schneiden.
Das Kochfett erhitzen. Den Lauch, die Zwiebeln und die Möhren darin bei schwacher Hitze etwa 10 Min. lang braten. Die Tomaten hinzufügen, würzen, aufkochen lassen und bei schwacher Hitze warmhalten.
Den Fisch in mundgerechte Stücke schneiden, salzen und mit dem Zitronensaft beträufeln. In einer Pfanne das Öl erhitzen, den Fisch etwa 3 Min. lang darin anbraten und dabei einmal wenden. Dann mit Paprikapulver und Salz abschmecken und unter das Gemüse heben.
Die Petersilie waschen, trockenschütteln, die Blättchen abzupfen und fein hacken. Über das Dorschragout streuen. Mit Reis oder Weißbrot servieren.

🙂 Ofenfisch

Zutaten für 4 Portionen:
4 Fischfilets
frisches Basilikum
1 Bund Petersilie
2–3 EL Olivenöl
Salz
evtl. Saft einer ½ Zitrone
evtl. 1 Knoblauchzehe (zerdrückt)

Zubereitung:
Die Kräuter klein schneiden, mit Olivenöl, Zitronensaft und der zerdrückten Knoblauchzehe zu einer würzigen Paste mischen. Den Fisch in eine ofenfeste Form legen, mit der Paste bestreichen und bei 200°C etwa 15 Min. lang garen. Mit Petersilienkartoffeln, Reis oder Baguette servieren.

Gebratener Fisch

Zutaten für 1 Portion:
1 Forelle (250 g)
Salz
Petersilie
Zitronensaft
Mehl
Kochfett

Zubereitung:
Den Fisch salzen, mit Zitronensaft und gehackter Petersilie leicht einreiben, entlang des Rückens 2- bis 3-mal leicht quer einschneiden und in Mehl wenden. In einer Teflonpfanne das Kochfett schmelzen lassen, den Fisch einlegen und auf beiden Seiten garbraten.

Lachs in Safransauce

Zutaten für 3 Portionen:
600 g Lachsfilet
1 kleine Zwiebel
1 EL Butter
200 ml Gemüsebrühe oder Fischfond
1 TL Zitronensaft
1 Messerspitze Safranfäden
150 g Crème fraîche oder Crème fine

Zubereitung:
Den Fisch in mundgerechte Würfel schneiden und salzen. Die Zwiebel fein hacken und in der Butter andünsten. Die Lachswürfel vorsichtig beifügen und mit der Gemüsebrühe oder dem Fischfond aufgießen. Zudecken und etwa 5 Min. lang ziehen lassen. Danach den Lachs vorsichtig herausheben, die Sauce mit Safran und Zitronensaft abschmecken, Crème fraîche oder Crème fine einrühren und alles fein pürieren. Den Lachs zurück in die Sauce heben. Mit Reis oder Petersilienkartoffeln servieren.

Schollenfilet in Aluminiumfolie

Zutaten für 1 Portion:
200 g Schollenfilet
Salz
etwas Zitronensaft
Kochfett

Zubereitung:
Das tiefgekühlte Schollenfilet salzen, mit Zitronensaft beträufeln, mit einer Tomatenscheibe belegen und in ein Stück mit Kochfett bestrichene Aluminiumfolie verpacken. 20 Min. lang im vorgeheizten Backrohr braten.

Serviermöglichkeiten:
a) mit Gemüsebolognese (siehe Seite 93)
b) mit Sauce Pomodoro (siehe Seite 93)
c) mit Avocadoaufstrich (siehe Seite 70)

Gemüsefisch

Zutaten für 1 Portion:
200 g Fischfilet
Karotten
Sellerie
Petersilie
Salz
1 Lorbeerblatt
2 EL Kochfett

Zubereitung:
Das fein geschnittene Wurzelgemüse mit Salz, Lorbeerblatt und Kochfett weich dünsten. Den gesalzenen, zugerichteten Fisch dazugeben und weich dünsten. Mit gehackter Petersilie servieren.

FLEISCHSPEISEN

Kartoffelauflauf mit Schinken

Zutaten für 3 Portionen:
750 g Kartoffeln
200 g Schinken (gewürfelt)
200 ml Obers oder Crème fine
100 g Käse (gerieben)
1 EL Majoran
1 Knoblauchzehe

Zubereitung:
Die Kartoffeln schälen und klein würfeln. Mit Schinken (bei vegetarischem Auflauf weglassen) in eine eingefettete Form schichten. Obers und Käse mit Knoblauch und Majoran vermischen und die Kartoffel damit übergießen. Bei 175°C Umluft ca. 75 Min. lang backen. Dazu gemischte Salate reichen.

☺ Pute asiatisch

Zutaten für 4 Portionen:
400 g Putenbrust
2 EL Sesamsamen
300 g Broccoli
2–3 Karotten
250 g Zuckerschoten
1 Stk. Zitronengras (ersatzweise Zitronengraspulver)
2 EL Sesamöl
3 EL Sojasauce
evtl. Salz
3 El Öl

Zubereitung:
Das Fleisch in mundgerechte Stücke schneiden. Aus der Sojasauce und 3 EL Öl eine Marinade rühren und das Fleisch darin 20 Min. lang rasten lassen. Broccoli in Röschen teilen, Karotten in mundgerechte längliche Stäbchen schneiden. Sesamöl in einer tiefen Pfanne (oder im Wok) erhitzen, das Fleisch rundum kurz anbraten. Das Gemüse beigeben und 3 Min. lang mitdünsten. Die Zuckerschoten beigeben und weitere 5 Min. lang braten. Mehrmals umrühren. Mit Sojasauce würzen, das Zitronengras entfernen und Sesam darüberstreuen. Mit Reis servieren.

Huhn in Aluminiumfolie

Zutaten für 4 Portionen:
1 Brathuhn
kleine Äpfel
2 EL Kochfett
Salz
Majoran

Zubereitung:
Das zugerichtete Huhn mit Salz und Majoran würzen, in die Bauchhöhle des Huhns zwei kleine säuerliche Äpfel füllen. Das Huhn in die mit Kochfett bestrichene Aluminiumfolie packen und 1 Std. lang im Backrohr braten.

Sauce Bolognese

Zutaten für 4–6 Portionen:
2 EL Olivenöl
2 Knoblauchzehen (zerdrückt)
1 Zwiebel (gehackt)
1 Karotte (gehackt)
1 Selleriestange (gehackt)
500 g Rindfaschiertes
500 ml Rindsuppe
ca. 300 ml Rotwein
800 g Dosentomaten (gehackt)
1 El Zucker
½ Bund Petersilie (gehackt)
Pasta nach Anleitung
frisch geriebener Parmesan

Zubereitung:
Das Olivenöl in einem tiefen Topf erhitzen, die Zwiebel und das gehackte Gemüse beifügen und etwa 15 Min. lang bei niedriger Temperatur weich dünsten. Das Rindfaschierte unterrühren, die Hitze erhöhen und unter Rühren gut anbräunen. Mit Rotwein und Rindsuppe aufgießen, die Tomaten, den Zucker und die Petersilie untermischen und zugedeckt ca. 2 Std. lang bei niedriger Temperatur köcheln lassen. Zum Schluss mit Salz und Pfeffer gut abschmecken. Die Pasta al dente kochen, mit der Sauce vermengen und sofort mit frischem Parmesan servieren.

> **TIPP:** Bereiten Sie gleich eine große Menge Sauce vor, sie lässt sich nämlich hervorragend einfrieren.

😊 Kalbsragout

Zutaten für 1 Portion:
150 g Kalbfleisch
10 g Kochfett
50 g Karotten
50 g Sellerie
50 g Fisolen
Petersilie
20 g Kochfett
20 g Mehl
150 g Milch
Muskat

Zubereitung:
Das in Stücke geteilte Kalbfleisch und das kleinwürfelig geschnittene Gemüse mit Kochfett und Salz weich dünsten. Das Mehl in Kochfett hell anlaufen lassen, mit Milch aufgießen und gut verkochen. Das Fleischgemüse zum Béchamel geben, mit Salz und Muskat würzen und gut verkochen. Mit Semmelknödeln, Serviettenknödeln, Reis oder gekochten Nudeln servieren.

🙂 Faschierte Laibchen

Zutaten für 2–3 Portionen:
300 g Faschiertes (vom Rind)
4–5 EL Semmelbrösel
200 g Magertopfen
1 Ei
Salz
evtl. 2 TL Senf

Zubereitung:
Faschiertes, Semmelbrösel, Ei und Senf verkneten und würzen. Mit angefeuchteten Händen kleine Laibchen formen. Im vorgeheizten Backrohr bei Oberhitze bei 190°C beidseits je 6–8 Min. lang braten. Dazu Kartoffelpüree oder Püreevariationen servieren. Sie können die Laibchen auch in wenig Öl in der Pfanne braten.

Variationen:
a) 2 EL gehackte Nüsse untermengen.
b) 2 EL gehackte Kräuter (Petersilie, Basilikum, Thymian etc.) untermengen.
c) 2 EL geriebenen Parmesan untermengen.
d) Die Laibchen in Sesam wälzen.

Lasagne mit Faschiertem

Zutaten für 4 Portionen:
250 g Faschiertes (vom Rind)
½ Zwiebel
1 EL Olivenöl
½ kg Karotten
4 Tomaten
1 Knoblauchzehe
¼ l Gemüsebrühe
125 ml Milch
150 g Sauerrahm
250 g Lasagneblätter
100 g geriebener Hartkäse
Salz
evtl. 1 Prise Curry

Zubereitung:
Karotten schälen, in größere Stücke schneiden und mit Knoblauch und Curry in der Brühe weich kochen. Zeitgleich die Zwiebel fein hacken und in Olivenöl anbraten, das Faschierte beimengen und gut durchrösten. Die fein gewürfelten Tomaten dem Faschierten beigeben, salzen und mit ein wenig Wasser einkochen lassen. Milch und Sauerrahm in die Karottenbrühe geben und pürieren, dann abschmecken. Das Backrohr auf 180°C vorheizen. Die Auflaufform einfetten, abwechselnd Lasagneblätter, Sauce und Faschiertes einschichten. Mit Karottensauce enden und mit Käse bestreuen. Ca. 30–40 Min. lang backen.

Hackfleischbällchen vom Huhn oder Rind

Zutaten für 4 Portionen:
500 g faschiertes Fleisch
(vom Huhn oder Rind)
160 g Semmelbrösel
1 EL frisch gehackte Petersilie
1 Ei
60 g frisch geriebener Parmesan
3 EL Olivenöl
Salz
Pfeffer

Zubereitung:
Das faschierte Fleisch mit dem Ei, dem Parmesan, der Petersilie, den Semmelbröseln sowie Salz (Vorsicht: Parmesan ist schon recht würzig!) und Pfeffer gut verkneten und 10 Min. lang rasten lassen. Mit einem Esslöffel kleine Portionen ausstechen und daraus mit der Hand kleine Bällchen formen. Diese in Olivenöl bei geringer Hitze von allen Seiten etwa 15 Min. lang braten lassen.

Varianten:
a) Zur Pasta Pomodoro servieren.
b) Zu Sauce Napoletana mit oder ohne Pasta servieren.
c) Zu Kartoffelpüree oder Petersilienkartoffeln servieren.

Kalbsbraten

Zutaten für 5 Portionen:
1 kg Kalbsbraten
Kalbsknochen
Zwiebel
Wurzelgemüse
Salz
Kochfett

Zubereitung:
Den Boden der Bratpfanne mit dem geschmolzenen Kochfett, den Knochen, dem grob geschnittenen Wurzelgemüse und den Zwiebelstücken füllen. Den gesalzenen Kalbsbraten darauflegen, ihn mit einem eingefetteten Kochfettpapier bedecken und im Backrohr unter häufigem Begießen und Umwenden im eigenen Saft braten. Den Bratensatz mit Wasser aufgießen und gut verkochen. Wird der Bratensatz zu dunkel, sollte der Kalbsbraten vorher mit warmem Wasser aufgegossen und fertig gedünstet werden.

Reisfleisch

Zutaten für 2 Portionen:
300 g Kalbfleisch
2 EL Kochfett
3 EL Karotten
3 EL Champignons
2 EL tiefgekühlte Erbsen
10 EL Reis
Salz

Zubereitung:
Das in Stücke geteilte Kalbfleisch im Kochfett schwach anbraten und mit klein geschnittenem Gemüse gut halbweich dünsten. Darauf achten, dass der Saft möglichst verkocht ist. Den Reis und die Gewürze dazugeben, mit 300 ml kochendem Wasser aufgießen und auf kleiner Flamme weich dünsten. Das Reisfleisch kann eventuell mit geriebenem Käse serviert werden.

☺ Geschnetzeltes Kalbfleisch

Zutaten für 4 Portionen:
500 g Kalbfleisch (Schnitzelfleisch) geschnetzelt
1 kleine Zwiebel
3 EL Butter
1–2 EL (Vollkorn-)Mehl
500 ml Fleisch- oder Gemüsebrühe
evtl. Saft von 1 Zitrone

Zubereitung:
Die Zwiebel in der Butter sanft anbraten, das Kalbfleisch dazugeben und unter Rühren so weit braten, bis es überall weiß erscheint. Mit Mehl bestäuben und rösten, bis es leicht hellbraun geworden ist. Mit der Brühe löschen und unter ständigem Rühren zum Kochen bringen, dann die Temperatur reduzieren und bei geschlossenem Deckel 5 Min. lang ziehen lassen. Nicht mehr kochen! Mit Salz und Pfeffer abschmecken und mit Zitronensaft verfeinern. Mit Reis oder Tagliatelle servieren.

Rindsbraten in Aluminiumfolie

Zutaten für 6 Portionen:
1 kg Rindfleisch
Wurzelgemüse
Zwiebel
Salz
Kochfett

Zubereitung:
Den gewürzten Rindsbraten auf ein Stück mit Kochfett bestrichene Aluminiumfolie legen, etwas Wurzelgemüse und Zwiebel dünnblättrig schneiden und den Braten rundum damit belegen. Den Braten fertig einpacken und im Backrohr 1½ – 2 Std. lang braten.

☺ Schinkenfleckerlauflauf

Zutaten für 1 Portion:
50 g Fleckerln
50 g Schinken
1 Ei
1 EL Kochfett
1 EL Sauerrahm
Salz
Petersilie
10 g Edamer Käse

Zubereitung:
Dotter, Kochfett, gehackten Schinken und Sauerrahm abrühren und unter die gekochten Fleckerln mengen, das steif geschlagene Eiweiß und die Gewürze unterziehen. Den Auflauf in eine befettete, bemehlte Auflaufform füllen, mit geriebenem Edamer Käse bestreuen und backen.

Faschierter Braten

Zutaten für 4 Portionen:
400 g Faschiertes (vom Rind)
50 g Semmelwürfel
1 Ei
Salz
Muskat
Majoran
evtl. Knoblauch gepresst
4 EL Kochfett

Zubereitung:
Das faschierte magere Fleisch mit den in Wasser eingeweichten, ausgedrückten Semmelwürfeln und den übrigen angegebenen Zutaten gut verarbeiten. Daraus einen Laib formen und diesen mit Kochfett unter häufigem Begießen im Backrohr braten.

BEILAGEN

Erbsen-Mais-Gemüse

Zutaten für 2 Portionen:
1 EL Kochfett
Zucker
Petersilie
150 g tiefgekühlte Erbsen
150 g tiefgekühlter Mais
Salz
2 EL Crème fine oder Obers

Zubereitung:
Die fein gehackte Petersilie mit Zucker in Kochfett kurz anlaufen lassen, das tiefgekühlte Gemüse dazugeben, salzen, aufgießen und dünsten. Den Obers dazugeben und etwas einkochen lassen.

Kartoffelnudeln

Zutaten für 2 Portionen:
300 g mehlige Kartoffeln
100 g Mehl
1 Eigelb
4 EL Kochfett
Salz
evtl. Muskat

Zubereitung:
Die Kartoffeln mit Schale gar kochen, schälen und noch heiß mit der Kartoffelpresse passieren. Auskühlen lassen. Die Kartoffeln mit Mehl, Eigelb und den Gewürzen zu einem Teig verkneten, eine Rolle daraus formen, Scheiben abschneiden und diese zu Nudeln formen. Die Kartoffelnudeln in kochendes Salzwasser legen und 5–8 Min. lang leicht kochen. Die Nudeln herausheben und mit verschiedenen würzenden Zutaten servieren. Für die süße Variante z. B. Mohn, Nüsse oder angeröstete Semmelbrösel verwenden. Für die pikante Variante z. B. geröstete Zwiebeln, geschmolzene Butter oder Reibkäse verwenden. Der Teig kann aber auch zu Nudeln geformt und in einer Pfanne mit etwas Butter oder Maiskeimöl langsam goldbraun gebraten werden.

Broccoligemüse

Zutaten für 2 Portionen:
250 g Broccoli
3 EL Olivenöl
Salz
evtl. Knoblauchzehen
evtl. etwas Weißwein

Zubereitung:
Die Broccoliröschen und Stiele etwa 5 Min. lang in kochendes Salzwasser legen, herausnehmen und abtropfen lassen. Den gehackten Knoblauch in Öl sanft anbraten, den Broccoli und Weißwein hinzufügen und mit den Gewürzen fertig garen.

Fisolengemüse gebunden

Zutaten für 1 Portion:
150 g Fisolen
2 EL Mehl
2 EL Kochfett
3 EL Sauerrahm
Salz
Dill oder Bohnenkraut

Zubereitung:
Die Fisolen klein schneiden und in Salzwasser weich kochen. Mit Mehlschwitze binden. Den Sauerrahm und die Kräuter beimengen und alles noch mal kurz aufkochen lassen.

Fisolengemüse natur

Zutaten für 1 Portion:
200 g Fisolen
Salz
evtl. Zitronensaft
evtl. 1 EL Kochfett

Zubereitung:
Die jungen, zarten Fisolen in Salzwasser weich kochen. Eventuell mit etwas heißem Kochfett und Zitronensaft servieren.

Blattspinat

Zutaten für 1 Portion:
200 g tiefgekühlter Blattspinat oder frischer Spinat
Salz
evtl. 1 EL Butter oder Olivenöl

Zubereitung:
Den Blattspinat mit etwas Wasser und Salz weich kochen und abtropfen lassen. Eventuell mit heißer Butter servieren.

Broccoli natur

Zutaten für 1 Portion:
150 g Broccoli
Salz
evtl. 2 EL Butter

Zubereitung:
Den tiefgekühlten oder frischen Broccoli mit Salzwasser knackig kochen und abtropfen lassen. Eventuell mit Butter servieren.

Häuptelsalat

Zutaten für 1 Portion:
½ Häuptel Salat
Öl
etwas Essig
Salz
Zucker
frische Kräuter

Zubereitung:
Den Salat mit einer Marinade aus Öl, Essig, Salz, Zucker und frischen, gehackten Kräutern (z. B. Petersilie, Schnittlauch oder Kresse) vermengen.

Selleriesalat gekocht

Zutaten für 1 Portion:
150 g Sellerie
Öl
etwas Essig oder Zitronensaft
Salz
Zucker

Zubereitung:
Den blättrig geschnittenen Sellerie in Salzwasser bissfest kochen und mit den Zutaten noch heiß vermengen. Ziehen lassen.

☺ Karottensalat gekocht

Zutaten für 1 Portion:
150 g Karotten
Zucker
Öl
etwas Essig oder Zitronensaft
evtl. Salz
Petersilie

Zubereitung:
Die gekochten, blättrig geschnittenen Karotten mit den angegebenen Zutaten marinieren.

Roher Karottensalat

Zutaten für 2 Portionen:
3 mittelgroße Karotten
Zucker
1 EL gutes Speiseöl
Zitronensaft
evtl. Salz

Zubereitung:
Die rohen Karotten fein reiben und mit Zitronensaft, Öl, Zucker und Salz marinieren.

Fisolensalat

Zutaten für 2 Portionen:
2 Hand voll Fisolen
Öl
etwas Essig oder Zitronensaft
Salz
Dill

Zubereitung:
Die in Salzwasser weich gekochten Fisolen noch heiß mit den angegebenen Zutaten marinieren, dann auskühlen lassen.

☺ Roter-Rüben-Salat

Zutaten für 2 Portionen:
2 mittelgroße, gekochte rote Rüben
Kümmel
Zucker
etwas Essig oder Zitronensaft

Zubereitung:
Wasser mit Kümmel etwas kochen. Die blättrig geschnittenen, gekochten roten Rüben mit dem Kümmelsud übergießen und mit Zucker und Essig abschmecken.

☺ Fenchelsalat

Zutaten für 2 Portionen:
1 Fenchelknolle
Salz
Zucker
etwas Essig oder Zitronensaft
Öl

Zubereitung:
Den Fenchel halbieren und in Wasser mit etwas Zitronensaft weich kochen. Den blättrig geschnittenen, gekochten Fenchel mit den angegebenen Gewürzen marinieren.

Sellerie-Apfel-Rohkost

Zutaten für 2 Portionen:
2 Äpfel
¼ Knolle Sellerie
grüner Salat
2 EL Joghurt
1 EL Sanddornsaft
evtl. etwas Zitronensaft

Zubereitung:
Die Äpfel schälen, entkernen und raspeln. Mit Zitronensaft beträufeln. Den Sellerie schälen und ebenso raspeln. Mit Joghurt und Sanddornsaft zu den Äpfeln mischen und gut durchziehen lassen. Auf grünem Salat anrichten.

Gurkensalat in Dillrahm

Zutaten für 2 Portionen:
1 Salatgurke
3 EL Joghurt
1 El Maiskeimöl
etwas Zucker
Salz
Pfeffer
1 EL gehackter Dill

Zubereitung:
Die Gurke mit dem Gurkenhobel hobeln und mit den restlichen Zutaten vermengen, dann ziehen lassen. Alternativ dazu den Dill weglassen und andere Kräuter verwenden.

SÜSSSPEISEN

Palatschinken

Zutaten für 2 Portionen:
110 g Mehl
¼ l Milch
2 Eier
Salz
Zucker
Backfett

Zubereitung:
Milch, Eier, Mehl, Salz und Zucker als Würze mit dem Schneebesen verrühren, ½ Std. lang rasten lassen. In einer Stielpfanne ein kleines Stück Kochfett heiß werden lassen, einen Schöpfer Palatschinkenmasse einfüllen, in der Pfanne verteilen, die Unterseite hell backen, mit der Schmarrenschaufel wenden und fertig backen.

Apfelauflauf

Zutaten für 4 Portionen:
800 g Äpfel (grob geraffelt)
8 EL Nüsse (gerieben)
5 Eier (getrennt)
6 EL feinen Haferschrot
(z. B. aus dem Reformhaus)
1½ TL Zimt
8 EL Honig
evtl. Saft von 1 Zitrone

Zubereitung:
Die geriebenen Äpfel mit dem Zitronensaft mischen. Nüsse, Eigelb und Zimt unterrühren, Schrot untermengen und etwa 30 Min. lang rasten lassen. Honig einrühren und das steif geschlagene Eiweiß vorsichtig unterheben. In einer eingefetteten Auflaufform bei 200 °C etwa eine ½ Std. lang backen.

Biskuitroulade

Zutaten für 4–6 Portionen:
6 Eier
160 g Zucker
1 Pkg. Vanillezucker
120 g Mehl

Zubereitung:
Eigelb, Zucker und Vanillezucker sehr schaumig schlagen, das steif geschlagene Eiweiß unterheben und das Mehl zum Schluss vorsichtig einarbeiten. Die Masse auf ein mit Backpapier ausgelegtes Blech streichen und bei 210 °C etwa 10 Min. lang backen. Die Roulade auf ein Tuch stürzen und das Backpapier vorsichtig abziehen. Mithilfe des Tuches zu einer Rolle aufrollen und auskühlen lassen. Wieder entrollen und beliebig mit Marmelade bestreichen.

Erdbeerroulade

Zutaten für 4 Portionen:
200 g Erdbeeren
1 Becher Schlagobers oder Crème fraîche
etwas Zucker

Zubereitung:
Die Biskuitroulade wie oben backen und mit etwas gesüßtem (geschlagenem) Obers sowie den klein geschnittenen Erdbeeren füllen.

Schaumstanitzel

Zutaten für 3 Portionen:
1 Ei
2 EL Zucker
2 EL Mehl
Fülle

Zubereitung:
Das ganze Ei mit Zucker abrühren (nicht schaumig schlagen), das Mehl unterziehen. Auf einem befetteten, bemehlten Backblech Kreise von etwa 10 cm Durchmesser aufzeichnen, die Biskuitmasse so dünn wie möglich zu Scheiben aufstreichen und bei guter Hitze backen. Die Biskuitscheiben mit einem dünnen Messer vom Backblech lösen und noch heiß über einen dicken Kochlöffelstiel oder einer befetteten Kochfettpapierrolle zu Bögen formen.

Topfenknödel

Zutaten für 2 Portionen:
4 EL Kochfett
2 Eigelb
200 g Topfen
Salz
6–8 EL Grieß
2 Eiweiß
Kochfett
Zucker
evtl. Zitronen- oder Orangenschale

Zubereitung:
Unter einen Abtrieb von Kochfett, Eigelb und Topfen den Grieß und das Salz mengen, dann die Topfenmasse eine ½ Std. lang rasten lassen. Das steif geschlagene Eiweiß unterziehen. Aus dem Teig Knödel formen und diese 20 Min. lang in schwach gesalzenem Wasser kochen. Mit geschmolzenem Kochfett und Zucker servieren. Die Topfenknödel können auch mit Zitronen- oder Orangenschalen gewürzt werden.

Gedeckter Apfelkuchen

Zutaten für 5 Portionen:
200 g Kochfett
100 g Staubzucker
250 g Mehl
1 Eigelb
750 g mürbe Äpfel
Zucker
Zimt
Rosinen
Zitronenschalen

Zubereitung:
Aus Kochfett, Mehl, Zucker und Eigelb einen gut abgekneteten Mürbteig zubereiten. Diesen eine ½ Std. lang rasten lassen, zu einem Rechteck ausrollen, eine Teighälfte als Boden auf das Backblech geben, die Apfelfülle auflegen, die zweite Teighälfte darübergeben, mit einem verquirlten Ei bestreichen und im mittelheißen Backrohr backen. Für die Fülle die grob geraspelten oder dünnblättrig geschnittenen Äpfel mit Zucker, Zimt, Rosinen und geriebener Zitronenschale vermengen.

Marmorkuchen

Zutaten für 5 Portionen:
140 g Zucker
100 g Kochfett
240 g Mehl
2 Eier
15 g Backpulver
20 g Vanillezucker
3–4 EL Kakao
Milch

Zubereitung:
Zucker, Kochfett, Vanillezucker und Eigelb abtreiben; das Mehl, Backpulver und steif geschlagenes Eiweiß untermengen. Die Kuchenmasse mit etwas warmer Milch zur richtigen Konsistenz (eher fest) bringen. Die Hälfte der Kuchenmasse mit Kakao vermengen. In eine befettete, bemehlte Kuchenform abwechselnd einen Löffel braune und einen Löffel weiße Kuchenmasse einfüllen. Bei mittlerer Hitze backen.

REZEPTLISTE

TEE
Fencheltee	57
Gallenteemischung 1	57
Gallenteemischung 2	57
Kamillenblütentee	57
Kümmeltee	57
Ringelblumentee	57

SUPPEN
Dinkelflockensuppe	65
Erbsensuppe	86
Fenchelcremesuppe	65
Fischsuppe	88
Gemüsebrühe mit Toast	60
Haferflockensuppe	59
Heiße Gurkensuppe	65
Hirsenockerln	90
Hühnereinmachsuppe	65
Hühnersuppe mit Porree und Sellerie	89
Kalbseinmachsuppe	66
Karottencremesuppe	63
Karottensuppe mit Mandeln	88
Kartoffel-Lauch-Suppe	87
Kartoffelcremesuppe	64
Klassische Hühnersuppe	60
Kümmelsuppe	60
Kürbiscremesuppe	63
Kürbiscremesuppe exotisch	64
Milde Grießsuppe	58
Milde Karottensuppe	61
Milde Linsensuppe	87
Minestrone (mediterrane Gemüsesuppe)	86
Reis-Congee (Chinesischer Reisbrei – altes traditionelles Rezept)	58
Reis-Congee mit Karotten und Fenchel	58
Rollgerstensuppe	86
Schleimsuppe aus Haferflocken	58
Schleimsuppe aus Reis	57
Schnelle Fischsuppe	87
Schnelle Thaisuppe	89
Selleriecremesuppe	64
Selleriesuppe mit Gruyère	88
Tomatencremesuppe	64
Zucchinicremesuppe	63

SUPPENEINLAGEN
Biskuitschöberl	61
Frittaten	66
Goldwürfel	66
Grießnockerln	60
Grünkernnockerln	67
Käseschnitten I	67
Käseschnitten II	67
Käseschöberl	67
Kräuterschöberl	61
Schinkenschöberl	61

KLEINE SPEISEN
Apfel-Chicorée-Rohkost	68
Apfelkompott	62
Apfelmus	59
Apfelreis	67
Avocado-Thunfisch-Aufstrich	92
Avocadoaufstrich	70
Avocadodip	91
Babaganoush (Auberginenaufstrich)	92
Birnen-Käse-Salat	68
Birnenkompott	62
Birnenmus	59
Chinakohlsalat	90
Fenchelsalat gekocht	68

Humus (Kichererbsenaufstrich)	91	Kartoffel-Spinat-Nocken	72
Joghurtdip	91	Kartoffelauflauf	96
Kartoffelpüree	61	Kartoffellaibchen mit Käse	74
Kartoffelschnee	61	Kräuternudeln	74
Käsetoast	71	Mangoldgratin	96
Kräutertopfen	69	Nudelauflauf mit Broccoli	73
Kümmeltopfen	69	Nudelauflauf mit Erbsen	73
Melone mit Schinken	92	Nudelauflauf mit Spinat	73
Melonensalat	69	Nudelauflauf mit Tomaten	95
Milchgrieß	62	Pasta Napolitana	95
Milchreis	62	Pasta pomodoro	93
Nudelsalat mit getrockneten Tomaten und Spinat	90	Polenta	74
		Spinatsoufflé	97
Obstschaum	68	Tagliatelle mit Zucchini	94
Pochierte Eier	70	Tofu-Laibchen	94
Rohkostgemüse mit Joghurt und Avocadodip	91	Vollkornnockerln mit Gemüse	96
Roter-Rüben-Salat gekocht	68	**FISCHSPEISEN**	
Rührei mit Ruccola und Kräutern	71	Dorschragout	98
Salat mit Hühnerbruststreifen	91	Fischfilet in Zitronenbutter	98
Schafkäseaufstrich mild	70	Folienfisch	75
Schafkäseecken	72	Folienfisch – Variationen	75
Schinkenkäsetoast	71	Gebratener Fisch	99
Schinkenkipferl	72	Gemüsefisch	100
Schinkensoufflé	71	Gratiniertes Schollenfilet	76
Schinkentopfen	69	Lachs in Safransauce	99
Topfen-Käse-Aufstrich	59, 69	Meeresfrüchterisotto	98
Würstel im Blätterteig	92	Ofenfisch	99
Zucchini mit Rührei	70	Schollenfilet in Aluminiumfolie	99
Zucchinisalat gekocht	68	Spinat-Fisch-Auflauf	76
VEGETARISCHE SPEISEN		**FLEISCHSPEISEN**	
Backrohr-Kartoffelpuffer	93	Eingemachtes Kalbfleisch	77
Broccoliauflauf	75	Faschierte Laibchen	102
Broccoligratin mit Bulgur	96	Faschierter Braten	104
Dinkellaibchen	94	Gekochtes Rindfleisch	77
Fusilli mit Rucola	95	Geschnetzeltes Kalbfleisch	103
Gefüllte Zucchini	97	Hackfleischbällchen vom Huhn oder Rind	102
Gemüsebolognese für Pasta oder Gnocchi	93	Huhn in Aluminiumfolie	100
		Hühnerragout	77
Italienische Gnocchi	93	Kalbsbraten	103
Karottenauflauf	75	Kalbsragout	101
Karottenlasagne	72		

Kartoffelauflauf mit Schinken	100
Lasagne mit Faschiertem	102
Naturschnitzel	77
Pute asiatisch	100
Reisfleisch	103
Rindsbraten in Aluminiumfolie	104
Sauce Bolognese	101
Schinkenfleckerlauflauf	78, 104
Schinkenmakkaroni	78
Zucchini-Hähnchen-Risotto	76

BEILAGEN

Blattspinat	106
Broccoli natur	106
Broccoligemüse	105
Erbsen natur	82
Erbsen-Mais-Gemüse	104
Erbsengemüse gebunden	82
Fenchelsalat	107
Fisolengemüse gebunden	82, 105
Fisolengemüse natur	82, 105
Fisolensalat	107
Gurkensalat in Dillrahm	107
Häuptelsalat	106
Karfiol mit Kräutermarinade	79
Karottengemüse	81
Karottenhörnchen	79
Karottensalat gekocht	106
Kartoffel-Karotten-Püree	80
Kartoffel-Sellerie-Püree	80
Kartoffelnudeln	105
Kürbisgemüse	82
Nockerln	79
Petersilienkartoffeln I	80
Petersilienkartoffeln II	80
Prinzesskartoffeln	80
Roher Karottensalat	106
Roter-Rüben-Salat	107
Salat aus Sojakeimlingen	78
Sellerie-Apfel-Rohkost	107
Sellerie-Kartoffel-Salat	78
Selleriesalat gekocht	106
Semmelknödel	81

Serviettenknödel	81
Spinat(creme)	82
Topfennudelauflauf	79
Zucchinigemüse	81

SÜSSSPEISEN

Apfelauflauf	108
Bananen-Birnen-Salat	84
Biskuit	85
Biskuitroulade	108
Dinkelgrütze	84
Erdbeerroulade	108
Gedeckter Apfelkuchen	109
Grießpudding	83
Haferflocken-Milchspeise	84
Marmorkuchen	110
Melonenbrei	84
Palatschinken	108
Reisauflauf	85
Schaumstanitzel	109
Schneller Biskuitkuchen	83
Schneller Biskuitkuchen mit Früchten	83
Schokoladenpudding	85
Topfencreme (mit/ohne Früchte)	85
Topfenknödel	84, 109
Vanillepudding	85

REZEPTLISTE TEEPAUSE – AUFBAUKOST – DAUERKOST

☺ TEEPAUSE 57

TEE 57
Fencheltee 57
Gallenteemischung 1 57
Gallenteemischung 2 57
Kamillenblütentee 57
Kümmeltee 57
Ringelblumentee 57

SUPPEN 57
Haferflockensuppe 59
Milde Grießsuppe 58
Reis-Congee (Chinesischer Reisbrei – altes traditionelles Rezept) 58
Reis-Congee mit Karotten und Fenchel 58
Schleimsuppe aus Haferflocken 58
Schleimsuppe aus Reis 57

KLEINE KALTE UND WARME SPEISEN 59
Apfelmus 59
Birnenmus 59
Topfen-Käse-Aufstrich 59

ÜBERGANG TEEPAUSE – AUFBAUKOST 60

SUPPEN 60
Biskuitschöberl 61
Gemüsebrühe mit Toast 60
Grießnockerln 60
Milde Karottensuppe 61
Käseschöberl 61
Klassische Hühnersuppe 60

Kräuterschöberl 61
Kümmelsuppe 60
Schinkenschöberl 61

KLEINE KALTE UND WARME SPEISEN 61
Apfelkompott 62
Birnenkompott 62
Kartoffelpüree 61
Kartoffelschnee 61
Milchgrieß 62
Milchreis 62

☺ AUFBAUKOST 63

SUPPEN 63
Dinkelflockensuppe 65
Fenchelcremesuppe 65
Heiße Gurkensuppe 65
Hühnereinmachsuppe 65
Kalbseinmachsuppe 66
Karottencremesuppe 64
Kartoffelcremesuppe 63
Kürbiscremesuppe 63
Kürbiscremesuppe exotisch 64
Selleriecremesuppe 64
Tomatencremesuppe 64
Zucchinicremesuppe 63

SUPPENEINLAGEN 66
Frittaten 66
Goldwürfel 66
Grünkernnockerln 67
Käseschnitten I 67
Käseschnitten II 67

KLEINE SPEISEN	**67**
Apfel-Chicorée-Rohkost	68
Apfelreis	67
Avocadoaufstrich	70
Birnen-Käse-Salat	68
Fenchelsalat gekocht	68
Käsetoast	71
Kräutertopfen	69
Kümmeltopfen	69
Melonensalat	69
Obstschaum	68
Pochierte Eier	70
Roter-Rüben-Salat gekocht	68
Rührei mit Ruccola und Kräutern	71
Schafkäseaufstrich mild	70
Schafkäseecken	72
Schinkenkäsetoast	71
Schinkenkipferl	72
Schinkensoufflé	71
Schinkentopfen	69
Topfen-Käse-Aufstrich	69
Zucchini mit Rührei	70
Zucchinisalat gekocht	68
VEGETARISCHE SPEISEN	**72**
Broccoliauflauf	75
Karottenauflauf	75
Karottenlasagne	72
Kartoffel-Spinat-Nocken	72
Kartoffellaibchen mit Käse	74
Kräuternudeln	74
Nudelauflauf mit Broccoli	73
Nudelauflauf mit Erbsen	73
Nudelauflauf mit Spinat	73
Polenta	74
FISCHSPEISEN	**75**
Folienfisch	75
Folienfisch – Variationen	75
Gratiniertes Schollenfilet	76
Spinat-Fisch-Auflauf	76

FLEISCHSPEISEN	**76**
Eingemachtes Kalbfleisch	77
Gekochtes Rindfleisch	77
Hühnerragout	77
Naturschnitzel	77
Schinkenfleckerlauflauf	78
Schinkenmakkaroni	78
Zucchini-Hähnchen-Risotto	76
BEILAGEN	**78**
Erbsen natur	82
Erbsengemüse gebunden	82
Fisolengemüse gebunden	82
Fisolengemüse natur	82
Karfiol mit Kräutermarinade	79
Karottengemüse	81
Karottenhörnchen	79
Kartoffel-Karotten-Püree	80
Kartoffel-Sellerie-Püree	80
Kürbisgemüse	82
Nockerln	79
Petersilienkartoffeln I	80
Petersilienkartoffeln II	80
Prinzesskartoffeln	80
Salat aus Sojakeimlingen	78
Sellerie-Kartoffel-Salat	78
Semmelknödel	81
Serviettenknödel	81
Spinat(creme)	82
Topfennudelauflauf	79
Zucchinigemüse	81
SÜSSSPEISEN	**83**
Bananen-Birnen-Salat	84
Biskuit	85
Dinkelgrütze	84
Grießpudding	83
Haferflocken-Milchspeise	84
Melonenbrei	84
Reisauflauf	85
Schneller Biskuitkuchen	83
Schneller Biskuitkuchen mit Früchten	83
Schokoladenpudding	85

Topfencreme (mit/ohne Früchte)	85
Topfenknödel	84
Vanillepudding	85

DAUERKOST 86

SUPPEN	**86**
Erbsensuppe	86
Fischsuppe	88
Hirsenockerln	90
Hühnersuppe mit Porree und Sellerie	89
Karottensuppe mit Mandeln	88
Kartoffel-Lauch-Suppe	87
Milde Linsensuppe	87
Minestrone (mediterrane Gemüsesuppe)	86
Rollgerstensuppe	86
Schnelle Fischsuppe	87
Schnelle Thaisuppe	89
Selleriesuppe mit Gruyère	88
KLEINE SPEISEN	**90**
Avocado-Thunfisch-Aufstrich	92
Avocadodip	91
Babaganoush (Auberginenaufstrich)	92
Chinakohlsalat	90
Humus (Kichererbsenaufstrich)	91
Joghurtdip	91
Melone mit Schinken	92
Nudelsalat mit getrockneten Tomaten und Spinat	90
Rohkostgemüse mit Joghurt und Avocadodip	91
Salat mit Hühnerbruststreifen	91
Würstel im Blätterteig	92
VEGETARISCHE SPEISEN	**93**
Backrohr-Kartoffelpuffer	93
Broccoligratin mit Bulgur	96
Dinkellaibchen	94

Fusilli mit Rucola	95
Gefüllte Zucchini	97
Gemüsebolognese für Pasta oder Gnocchi	93
Italienische Gnocchi	93
Kartoffelauflauf	96
Mangoldgratin	96
Nudelauflauf mit Tomaten	95
Pasta Napolitana	95
Pasta pomodoro	93
Spinatsoufflé	97
Tagliatelle mit Zucchini	94
Tofu-Laibchen	94
Vollkornnockerln mit Gemüse	96
FISCHSPEISEN	**98**
Dorschragout	98
Fischfilet in Zitronenbutter	98
Gebratener Fisch	99
Gemüsefisch	100
Lachs in Safransauce	99
Meeresfrüchterisotto	98
Ofenfisch	99
Schollenfilet in Aluminiumfolie	99
FLEISCHSPEISEN	**100**
Faschierte Laibchen	102
Faschierter Braten	104
Geschnetzeltes Kalbfleisch	103
Hackfleischbällchen vom Huhn oder Rind	102
Huhn in Aluminiumfolie	100
Kalbsbraten	103
Kalbsragout	101
Kartoffelauflauf mit Schinken	100
Lasagne mit Faschiertem	102
Pute asiatisch	100
Reisfleisch	103
Rindsbraten in Aluminiumfolie	104
Sauce Bolognese	101
Schinkenfleckerlauflauf	104

BEILAGEN	**104**
Blattspinat	106
Broccoli natur	106
Broccoligemüse	105
Erbsen-Mais-Gemüse	104
Fenchelsalat	107
Fisolengemüse gebunden	105
Fisolengemüse natur	105
Fisolensalat	107
Gurkensalat in Dillrahm	107
Häuptelsalat	106
Karottensalat gekocht	106
Kartoffelnudeln	105
Roher Karottensalat	106
Roter-Rüben-Salat	107
Sellerie-Apfel-Rohkost	107
Selleriesalat gekocht	106
SÜSSSPEISEN	**108**
Apfelauflauf	108
Biskuitroulade	108
Erdbeerroulade	108
Gedeckter Apfelkuchen	109
Marmorkuchen	110
Palatschinken	108
Schaumstanitzel	109
Topfenknödel	109

GLOSSAR

Aufbaukost
Nach der Teepause bis zum weiteren Abklingen der Beschwerden.

Base
Aggressive chemische Verbindung. Wird Säure im richtigen Verhältnis gemischt, so heben sich die aggressiven, gewebsschädigenden Wirkungen auf. Man spricht von „Neutralisation".

Biskotten = Löffelbiskuit

Biopsie
(Zumeist kleine) Gewebeprobe. Wird zur Beurteilung der krankhaften Veränderungen des jeweiligen Organs entnommen.

Cerealien
Frühstücksprodukte aus Getreide, z.B. Müsli und Cornflakes und Ähnliches.

Cortison
Hormon des menschlichen Körpers. Cortison oder ähnliche Substanzen werden meist wegen ihrer entzündungshemmenden Wirkung als Medikament eingesetzt. Eine hoch dosierte oder lang andauernde Cortisonbehandlung hat oftmals unerwünschte Nebenwirkungen.

Dauerkost
Vollwertige Kost zur Schonung des Magens.

Einbrenn = Mehlschwitze

Einmach = Mehlschwitze

Entzündung
Reaktion des Körpers auf schädigende Einflüsse (Infektionen, Stress etc.). Eine Entzündung ist gekennzeichnet durch Rötung, Erwärmung, Schwellung, Schmerz und Einschränkung der Funktion des betroffenen Organs.

Enzym (früher: Ferment)
Enzyme sind Substanzen, die die Umwandlung von einem Stoff in einen anderen beschleunigen. So wird z.b. der Abbau von Stärke (Mehl, Kartoffel etc.) in einfachen Zucker durch Enzyme des Speichels ausgelöst.

Fisolen = grüne Bohnen

Gastritis
Eine Entzündung der Magenschleimhaut.

gebäht = leicht geröstet

Gelbsucht
Gelbliche Verfärbung der Haut und Skleren (des Auges), da gelbliche Abbauprodukte des roten Blutfarbstoffes nicht richtig ausgeschieden werden.

Grahamweckerl
Nach Sylvester Graham benanntes Gebäck. Enthält Vollkornschrot, oftmals mit Zusatz von Kleie. Aufgrund des vollwerti-

gen, lockeren und trockenen Aufbaus besonders für die magenschonende Dauerkost geeignet. Kann durch gleichwertige Vollkornprodukte ersetzt werden.

Häuptelsalat = Kopfsalat

Hülsenfrüchte
Zu den Hülsenfrüchten zählen u. a. Erbsen, Bohnen, Linsen, Kichererbsen und Sojabohnen. Sollten Hülsenfrüchte konsumiert werden, empfehlen wir eine Verabreichung in gut gekochter und pürierter Form.

Karfiol = Blumenkohl

Käseschöberl = siehe Schöberl

Kolik
Als Kolik werden stärkste, bewegungsunabhängige Schmerzen bezeichnet, die durch krampfhafte Kontraktionen der Muskulatur eines Hohlorgans verursacht werden. Die Schmerzen treten meist wellenartig auf, d. h., schmerzhafte und schmerzfreie Phasen wechseln einander ab.

Kräuterschöberl = siehe Schöberl

Magensäure
Magensäure besteht chemisch aus Salzsäure und wird von spezialisierten Zellen der Magenschleimhaut abgesondert.

Obers = Sahne

Pankreas (Bauchspeicheldrüse)
Im Pankreas wird eine Vielzahl von verdauungsaktiven Substanzen erzeugt. Eine Entzündung des Pankreas im Rahmen eines Gallensteinleidens ist eine sehr ernste Erkrankung.

Pide (auch Pita)
Pide ist ein von Südeuropa bis zum Nahen Osten verbreitetes weiches Fladenbrot aus Hefeteig.

Risotto
Risotto ist ein italienisches Reisgericht. Kennzeichnend ist, dass Reis mit verschiedenen Zutaten in Brühe angedünstet wird, bis das Gericht sämig, die Reiskörner aber noch bissfest sind.

Reflux
Zurückströmen des sauren Magensaftes in die Speiseröhre.

Säure
Säuren sind meist aggressive (reaktionsfreudige) chemische Verbindungen. Der Körper macht sich dieses Verhalten zur Bekämpfung von Bakterien und zur Zerlegung der Nahrungsbestandteile im Magen zunutze.

Schaumstanitzel = siehe Stanitzel

Schinkenschöberl = siehe Schöberl

Schlagobers = Schlagsahne

Schöberl = Suppeneinlage

Stanitzel = spitze Schaumtüte

Teepause
1–3 Tage nach schweren Verdauungsproblemen. Aufnahme von Tee und wenig fester Nahrung.

Ulkus (Geschwür)
Substanzdefekt (umgangssprachlich: Loch) in einem Gewebe, z. B. Magen, Zwölffingerdarm etc.

Topfen = Quark

Vitamine
Vitamine sind Stoffe, die bei bestimmten chemischen Reaktionen in der Zelle des menschlichen Körpers eine entscheidende Rolle spielen. Oftmals helfen sie Enzymen bei ihrer Arbeit. Da Vitamine meist nicht vom Körper produziert werden können, ist eine ausreichende Zufuhr über die Nahrung notwendig.

Wan-Tan
Bei Wan-Tan handelt es sich um ein Teiggericht der chinesischen Küche, ähnlich den italienischen Ravioli. Reisteig-Nudelblätter umhüllen eine schmackhafte Fülle. Wan-Tan können als Suppeneinlage frittiert oder gebacken gereicht werden. Im Rahmen einer Diät sollten Wan-Tan nur als Suppeneinlage verzehrt werden.

Weckerl = längliches Brötchen